Acharya Keshav Dev

Die Heilkraft der Mudras

Körperliche Gesundheit, geistiges Wohlbefinden
und spirituelle Kraft durch Finger-Yoga

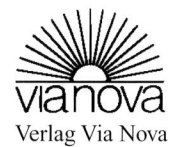

via nova

Verlag Via Nova

Acharya Keshav Dev

Die Heilkraft der Mudras

Körperliche Gesundheit, geistiges Wohlbefinden und spirituelle Kraft durch Finger-Yoga

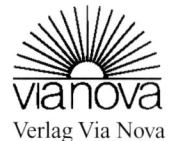

Verlag Via Nova

Übersetzung aus dem Englischen:
Ulrike Kraemer

Originaltitel:
Mudras for Healing
Mudra Vigyan: A way of life
Copyright © 2001 by Acharya Shri Enterprises

Zuerst erschienen bei:
Acharya Shri Enterprises
Vivekanand Yogashram Hospital
Patparganj Road, Khureji
New Delhi 110051
Indien

1. Auflage 2005
Verlag Via Nova, Alte Landstraße 12, 36100 Petersberg
Telefon: (06 61) 6 29 73
Fax: (06 61) 9 67 95 60
E-Mail: info@verlag-vianova.de
Internet:
www.verlag-vianova.de

Umschlag: Marketing Design Service, Hamburg
Satz: typo-service kliem, 97647 Neustädtles
Druck und Verarbeitung: Rindt-Druck, 36037 Fulda
© Alle Rechte vorbehalten
ISBN 3-936486-78-6

Meine Begegnung Keshav Dev

Während ich mein erstes Mudra-Buch schrieb, hatte ich tausend Fragen, und so schrieb ich vertrauensvoll an Keshav Dev und bat ihn um Hilfe – aber vergebens. Eine leise Stimme machte mir Mut und sagte: „Du hast alle Antworten in dir – vertraue einfach."

Jetzt, einigen Jahren danach, fasste ich Mut und reiste nach Indien, um Keshav Dev zu besuchen. Das war gar nicht so einfach, denn er lebt in einem sehr einfachen Stadtviertel und der Taxichauffeur musste sich lange durchfragen (er konnte nicht lesen). Erst bei meinem dritten Besuch, mit einer speziellen Voranmeldung in der Tasche, konnte ich den großen Mudra-Meister sprechen. Die Mühe hatte sich gelohnt. Zuerst einmal konnte ich beruhigt sein, meine innere Stimme hatte Recht – in meinen Büchern musste ich keine Änderungen vornehmen. Zusätzlich wurde meinem vorhandenen Wissen einiges mehr zugefügt, er machte mir Mut, wieder zu schreiben, um mein ganzes Wissen weiterzugeben; und er lehrte mich den Gayatri-Mudra-Zyklus. Ich durfte ihn dann mehrmals besuchen, und alle aufkommenden Fragen während der Praxis wurden geduldig und oft mit einem Schalk in seinen Augen beantwortet. Zusätzlich bekam ich Tricks und Tipps, was in den verschiedensten Stimmungslagen zu machen sei usw.

Persönlich hat mich die Begegnung mit Keshav Dev sehr berührt. Seine Erscheinung ist still, würdevoll und bescheiden, und er strahlt etwas Wunderbares aus, das nicht zu beschreiben ist. Wenn er einen Raum betrit, stehen die Anwesenden andächtig auf (auch seine ganze Familie), falten die Hände und neigen den Kopf. Seine Anhänger wollten ihm einen Tempel bauen, aber er lehnte ab, und nun hat man stattdessen ein Spital für Minderbemittelte gebaut. Hier werden auch ayurvedische und alternative Medizin praktiziert. Neben seiner spirituellen Praxis und seinem Amt als Brahmane ist er ein unermüdlicher Erforscher der alten Yogatexte, des Ayurveda und der Naturgesetze. Es laufen beispielsweise Projekte, wie die Ernte mit natürlichen Mitteln verbessert werden kann.

So bin ich heute schließlich froh, dass er mir damals auf meine Briefe nicht geantwortet hat, denn dann hätte ich ihn wahrscheinlich nie persönlich kennen gelernt, und diese beeindruckende Begegnung möchte ich nicht missen.

Gertrud Hirschi
Autorin von „Mudras – Fingeryoga für Gesundheit,
Vitalität und innere Ruhe"

Eine wunderbare Erfahrung mit einem wahrhaft außergewöhnlichen Menschen

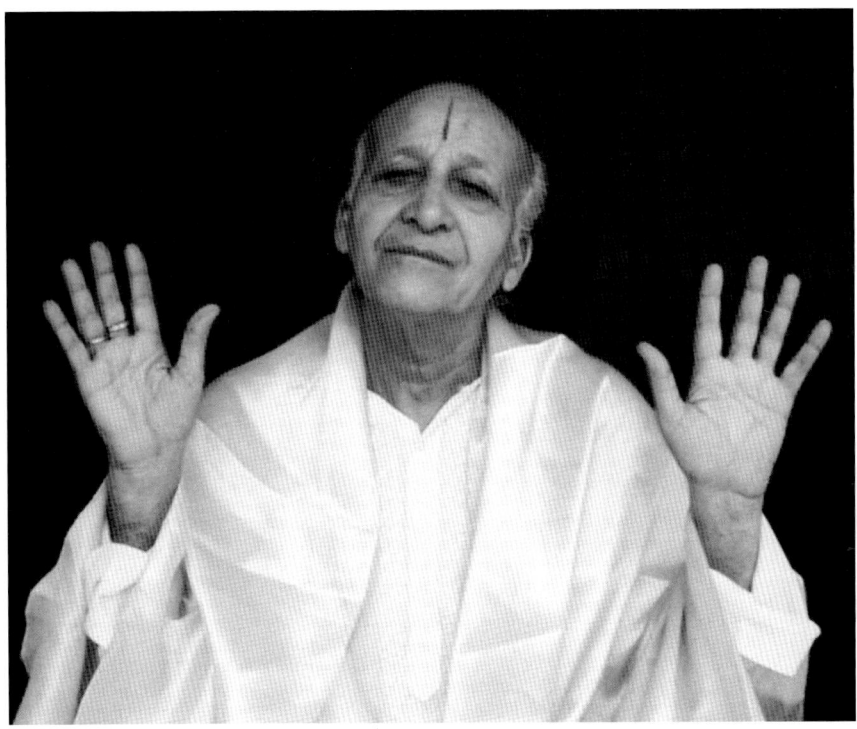

In *Acharya Keshav Dev* begegnet uns eine wunderbare und außerge-wöhnliche Persönlichkeit. Er ist einer jener berühmten, großartigen Menschen, die durch Meditation und Gelehrsamkeit wahrhaft große Dinge vollbracht haben. Meistern wie ihm begegnet man äußerst selten.

Wenn man ihn besucht, kann man sich an seiner Gesellschaft er-freuen und seine Vorträge hören, die es immer vermögen, die Gefühle seiner Zuhörer zu wecken und ihr Herz zu erfreuen. Schon oft ist beobachtet worden, dass seine Rede eine derart hohe Energie hervorzurufen vermag, dass seine Zuhörer sich der Wahrheit zuwenden.

Sein unendliches Wissen verstehen zu wollen, ist nicht nur schwierig, sondern fast unmöglich. Jedem Menschen, der ihm begegnet, werden neue und außergewöhnliche Wahrnehmungen zuteil. Sein Wissen und sein tiefes Verstehen lassen die Traditionen und die unergründliche Weisheit Indiens lebendig werden. Er ist Gelehrter auf zahllosen Gebieten, darunter Yoga, Musik, Mudra-Wissenschaft, Prana-Wissenschaft, Ayurveda und Mantra-Wissenschaft, um nur einige wenige zu nennen. Es ist für uns in der Tat unmöglich, die Tiefe seines Wissens zu ergründen.

Acharya Keshav Dev ist sehr freundlich, und seine wunderbarste Eigenschaft ist seine schlichte und einfache Wesensnatur, bar aller äußeren Zurschaustellung. Er ist ein bescheidener Mensch und führt ein heiliges, frommes Leben.

Sein Leben ist der Anbetung, der Meditation und der Yoga-Praxis gewidmet. Sein Ziel ist es, den Menschen die Geheimnisse der alten indischen Geheimwissenschaften zugänglich zu machen – Yoga, Yagya, Astrologie, Veden, Mantras und Upanishaden. Nach vielen Jahren der Meditation und der Innenschau hat er die wahren und reinen wissenschaftlichen Geheimnisse unserer Schriften entdeckt. Seine Bemühungen haben dazu beigetragen, dass viele Geheimnisse des Yoga ans Licht gekommen sind und dass womöglich auch in Zukunft noch viele weitere Entdeckungen offenbar werden.

Acharya Vikrmaditya

Inhalt

Ein Yogi in der Dhyan Mudra

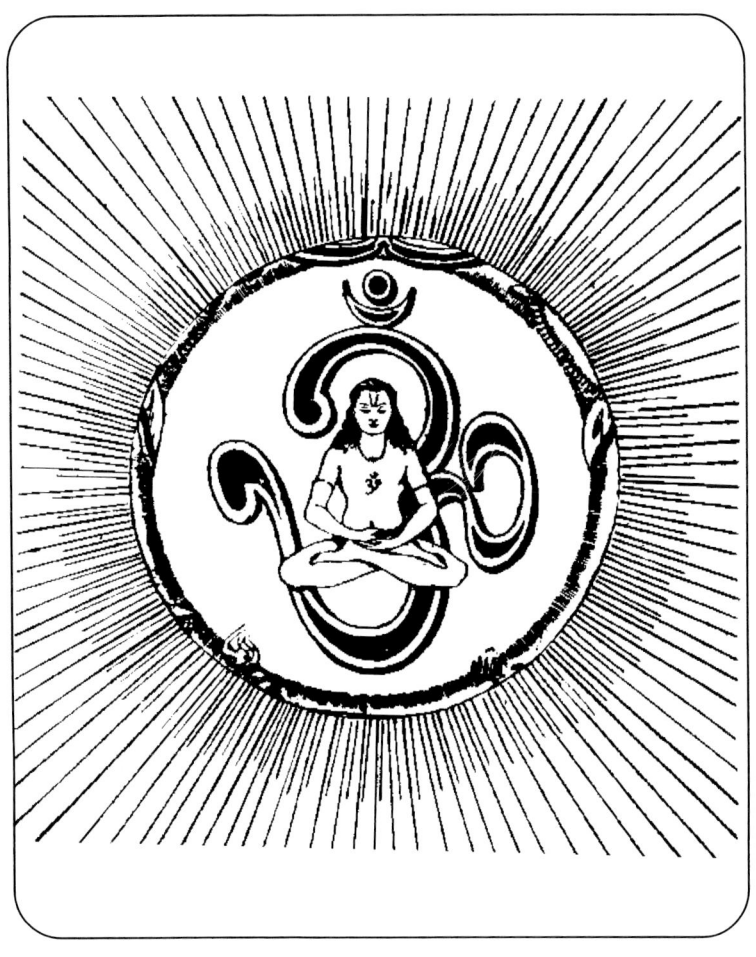

*Die kürzeste und einfachste Leiter zu einem
vollkommenen Aufstieg*

Die geheimnisvolle alte Wissenschaft des Yoga

Wer sehnt sich nicht nach einem guten Gesundheitszustand und einer achtbaren gesellschaftlichen Stellung? Wer begehrt nicht die außergewöhnliche Fähigkeit, Erfolg und Wohlstand zu erwerben und unerreichbare Dinge zu erreichen?

Man sagt, dass die größten Erfolge und Siege der Welt auf diejenigen warten, die aufrichtig, begeistert und von erleuchteten Gedanken und fester Entschlossenheit erfüllt sind. Keine Macht der Welt kann den Erfolg eines Lebens verhindern, das im Einklang mit Idealen und einfachen, rechtschaffenen moralischen Grundsätzen gelebt wird. Wenn diese Eigenschaften des Kopfes und des Herzens sich außerdem mit den besonderen Eigenschaften der Disziplin, des Weitblicks, der Vorstellungskraft und der Zielstrebigkeit vereinen, dann vervielfachen sich die Chancen für den vollkommenen Erfolg.

Es gibt zahllose Rätsel und ein unendlich großes wissenschaftliches Wissen, das der sich aneignen kann, der es mit Hingabe studiert und so die Freuden eines reichen und erfüllten Lebens erntet.

Die Definitionen des Lebens und des Universums sind dieselben. Ebenso besteht eine Ähnlichkeit zwischen Gott und dem Geist. Dies ist eine rätselhafte Welt, und so ist auch das Leben, das in dieser Welt stattfindet. Es ist schwer, ihre Rätsel zu ergründen und ihre Elemente zu erforschen. Das Leben und die Welt, die uns umgibt, sind erfüllt von Höhen und Tiefen, von Frieden und Aufruhr, von Erschaffung und Zerstörung, von Aufstieg und Fall, vom Austausch von Wissen unter den Gelehrten und von der Arglist der Unwissenden, vom süßen Lächeln der Schöpfung und vom Zorn der Zerstörung, von Siegen und Niederlagen, von Überschwemmungen und Dürren, von reichen Ernten und Hungersnöten, vom tosenden Jubel des Sieges und den herzzerreißenden Schreien der Vernichtung, vom Aufstieg ins Glück und Fall ins Unglück, von Gesundheit und Krankheit, Elend und Freude, Glücklichsein und Tragödie.

Kurz, inmitten des Auf und Ab normaler und außergewöhnlicher Entscheidungen und Unentschlossenheiten nimmt das geheimnisvolle Drama des menschlichen Lebens in einem unbekannten Muster aus Höhen und Tiefen seinen Fortgang. Weitblickende Menschen, die das Geheimnis des Erfolges kennen, gelangen jedoch immer zu Sieg und Ruhm, ganz gleich, welchen Weg sie gehen, wenn sie es mit Ehrlichkeit, Aufrichtigkeit und Entschlossenheit tun.

Es ist die höchste Verantwortung jedes Einzelnen, seine Pflichten als Mensch zu erfüllen. Und es ist das unerschütterliche Gesetz der Natur, dass ihm früher oder später die Früchte seines Tuns zugeteilt werden. Keine Macht der Erde oder des Himmels kann es verhindern. Die Folgen seines Handelns werden erst dann gemildert oder erlassen, wenn er Abstand von ihnen nimmt. Dies ist das rätselhafte und gleichzeitig vollkommene Gesetz der Natur.

Es ist das Wunder von tiefer Meditation und wissenschaftlicher Forschung durch die gelehrten Heiligen und Philosophen Indiens. Es ist auch eine Antwort auf das stete Streben der natürlichen menschlichen Wissbegier, die Rätsel des alten indischen Yoga, des spirituellen Wissens und der Selbstanalyse zu entschlüsseln.

Weitblickende Schriftrollen aus früher Zeit, die eine einzigartige Zusammenfassung der Prinzipien aller lebendigen Geschöpfe enthalten, bezeichnen den Zustand, in dem ein Mensch in jeder Hinsicht von allen weltlichen Problemen und Manipulationen frei ist, als *Moksha* oder Erlösung. Sowohl für das Erlangen von *Moksha* wie für den Erwerb von wissenschaftlichem und weltlichem Wissen gibt es viele verschiedene Wege. Viele von ihnen entsprechen dem Wissen des höchsten Selbst. Zwar ist *Moksha* definitiv das höchste Ziel, aber der wichtigste Aspekt der indischen Lebensweise vor dem Erlangen von *Moksha* besteht darin, diese Wege für die allseitige Entwicklung des Menschen zu nutzen.

An dieser Stelle möchte ich versuchen, einige praktisch unbekannte Aspekte der wunderbaren und rätselhaften alten Wissenschaft des Yoga zu erklären. Diese Aspekte, die heute vernachlässigt, verworfen und irrtümlicherweise als unnütz verstanden werden, waren nach Ansicht unserer frühen Heiligen und Asketen die hilfreichsten

Geheimnisse der Wissenschaft des Yoga überhaupt. Ich bin der Meinung, dass wir mit Hilfe unseres alten Wissens, das über die übliche Bandbreite normaler Wahrnehmung und normalen Verständnisses hinausgeht, die beste und die glücklichste Form menschlichen Lebens genießen können. Allseitiger Fortschritt ist möglich, indem wir uns das Wissen weltlicher Weisheit aneignen, das uns von indischen Heiligen überliefert wurde, und es für unser Leben nutzen. Zu diesen höchsten indischen Wissenschaften weltlicher Weisheit, die machtvoll, rätselhaft und wunderbar sind, gehören unter anderem:

Mudra Vigyan: die Wissenschaft von den Fingerhaltungen.

Pran Vinimaya Vidya: die Wissenschaft von der Heilung kranker oder gestörter Elemente.

Hansi Vidya: das Wissen von der Befreiung der Seele, die in *Maya* (Illusion) gefangen ist.

Brahma Vidya: göttliches Wissen, Theosophie.

Kayakalpa Vigyan: die Kunst der Verjüngung.

Surya Vigyan: die Wissenschaft von der Sonne.

Sukshma Sharir Dwara Vicharan: Astralreisen.

Samvad Preshan Vidya: Telepathie.

Punarjanm Vigyan: die Wissenschaft von der Reinkarnation.

Kundalini Shakti Vigyan: das Erwachen des Geistfeuers oder der Schlangenkraft.

Deerghayu Vidya: die Wissenschaft von der Langlebigkeit.

Swar Vigyan: die Wissenschaft von der Atmung durch das rechte Nasenloch (Sonne) oder das linke Nasenloch (Mond).

Rasayan Vigyan: Alchemie.

Mantra Vigyan: die Wissenschaft von der spirituellen Anbetung.

Dahar Vidya: spirituelle Ergründung.

Dies sind einige der herausragenden und geheimnisvollen Wissenschaften, unter denen *Yoga Tattva Mudra Vigyan*[1] eine einzigartige Stellung einnimmt.

---

1 *Yoga Tattva Mudra Vigyan:* Grundprinzipien der Mudra-Wissenschaft

Mit Hilfe der Mudra-Wissenschaft können die Strömungen des Geistes ganz leicht harmonisiert werden. Der Wissenschaft des Yoga zufolge kann ein Mensch grenzenlose Kräfte erlangen, wenn er in einem Zustand des geistigen Gleichgewichts ist. Es ist ganz unmöglich, mit spiritueller Meditation und Yoga Sadhana[2] zu beginnen, wenn man zuvor nicht vollkommenen geistigen Frieden erlangt hat. In unseren alten Schriften sind Yoga Sadhana, Atma Sadhana (Selbsterkenntnis) und andere Formen der Meditation, die zu vielen ungewöhnlichen und scheinbar wundersamen Geschehnissen führen, umfassend beschrieben. Diese yogischen Kräfte können nur durch Sammlung des Geistes erlangt werden, und die Wissenschaft der Mudras trägt dazu bei, diese Sammlung des Geistes mühelos zu erlangen.

Verglichen mit den Mudras des Hatha Yoga sind die Mudras, die zur Wissenschaft von *Yoga Tattva Mudra* gehören, außerordentlich wirksam. Es gibt viele tausend dieser einfachen, subtilen und wirkungsvollen Mudras, die von den verschiedenen Religionen in nahezu allen Ländern der Welt heute jedoch nur noch in stark vereinfachter Form als Rituale des Gebets und der Anbetung verwendet werden. Im Buddhismus fanden diese Mudras weitreichende Anwendung. In Jain- und alten *Sanatan*-Schriften der Anbetung sowie in Büchern zum Thema Mystik sind viele Mudras (Fingerhaltungen) beschrieben, die während der Anbetung einzunehmen sind.

Auch andere Religionen benutzen Mudras. In Rom sieht man zum Beispiel Statuen, deren Finger verschiedene Mudras bilden. Viele tausend Gemälde und Statuen in allen Teilen der Welt spiegeln den Einfluss der Mudra-Wissenschaft wider. Dies beweisen auch die Haltungen des Buddha.

Sie glauben vielleicht, dass bei der Behandlung von Krankheiten durch Yoga eine sofortige Heilung nicht möglich sei. Das ist jedoch nicht wahr. Es gibt im Yoga zahlreiche wunderbare Heilmittel, die schneller heilen als eine Injektion. Das Schlimme ist, dass die indischen Metaphysiker, Wissenschaftler und Heiligen heute praktisch aufgehört haben, die uralten indischen Wissenschaften zu erforschen

---

2 *Yoga Sadhana:* spirituelle Yoga-Praxis

und stattdessen dem illusorischen Glanz der modernen Wissenschaft verfallen sind.

In diesem Buch werden Mudras vorgestellt, die bei manchen Krankheiten ebenso wirksame Heilmittel darstellen wie etwa eine Injektion. Ohrenschmerzen können mit der *Shunya Mudra* innerhalb von wenigen Minuten geheilt werden. Ebenso heilt die *Apan Mudra* viele Krankheiten und Infektionen des Harnröhrentrakts gleichfalls innerhalb von nur wenigen Minuten.

Durch die kombinierte Praxis der *Vayu Mudra* und der *Apan Mudra* können die schlimmsten Auswirkungen akuter Herzprobleme auf eine wirksamere Weise gelindert werden als mit speziellen Medikamenten für Herzkrankheiten. Die Kombination dieser beiden Mudras verbessert den Zustand des Herzens auf eine weitaus schnellere und sicherere Weise.

Um eine Kiefersperre wieder zu lösen, sollte der Mittelfinger ganz leicht gegen den Daumen geschnippt werden. Dadurch wird der Kiefer sofort geöffnet. In gleicher Weise kann eine Augenstarre durch die wunderbare Wirkung der *Pran Mudra* geheilt werden. Die indische Kultur hat die Gebote der Natur schon immer verehrt und befolgt. Unsere Heiligen haben unermüdlich und eingehend geforscht und das unermessliche Reich der indischen Kultur und Literatur ins Leben gerufen, nachdem sie die unergründlichen Geheimnisse der Natur in sich aufgenommen hatten.

Die Gesamtheit der indischen Literatur beruht auf den grundlegenden Prinzipien der Natur, und aus diesem Grunde ist auch unsere Kultur – wie die Natur selbst – ewig. Sie hat weder Anfang noch Ende. Die Heiligen haben sich über die Ebene der weltlichen Natur erhoben. Sie haben sogar die spirituellen Elemente erforscht und dabei sowohl die fassbaren als auch die unfassbaren Gesetze der Natur analysiert.

Es kann mit fester Überzeugung gesagt werden, dass der menschliche Körper die großartigste Schöpfung der Natur ist. Durch die eingehende Analyse der Funktionsweise des ganzen Körpers haben indische Asketen zahlreiche Geheimnisse der menschlichen Physiologie enthüllt. Die indische Medizinwissenschaft des Ayurveda und die Metaphysik bestätigen, dass eine Verzerrung oder Beeinträchtigung der fünf Elemente zu äußeren Störungen und inneren Krankheiten des Körpers führt. Um die Störungen zu beseitigen und die Krankheiten zu heilen, müssen die fünf Elemente im gesamten Körper, das heißt außen und innen, in ihren normalen Zustand zurückgebracht werden. Man kann sich die Natur, Yoga und Ayurveda, die eigene mentale Stärke, die Kraft von Mantras (heilige Rezitationen) und noch viele andere Riten und Betrachtungen zunutze machen, um die fünf Elemente in ihren optimalen Zustand zurückzubringen.

Die Heiligen und die Wissenschaftler der frühen Zeit haben die Wirkungen vieler natürlicher und unnatürlicher Behandlungsformen über lange Zeiträume beobachtet und nach eingehender Analyse viele erfolgreiche, gesundheitsfördernde Heilmittel entdeckt. Auch das Wissen über das höchste Selbst und die Erkenntnisse weltlicher Weisheit sind das Ergebnis der Forschungen, die indische Asketen angestellt haben. Es waren diese allwissenden und allmächtigen Heiligen der früheren Zeit, die das geheime Wissen des *Prakruti Yoga* (Wissen von der Natur) und des *Tattva Yoga* (auf die Elemente bezogener Yoga) entdeckt und in den verschiedenen Schriften mit ihren unzähligen Kunstformen niedergeschrieben haben. Infolgedessen entstanden 108 Upanishaden (Abhandlungen über göttliches Wissen), viele Bücher über die Veden, zahlreiche Bücher der Anrufung, vollständige Werke zum Thema Mystik, Bücher über die unterschiedlichen Zweige des Ayurveda und die anderen Medizinwissenschaften, über mehr als hundert Zweige der Astrologie sowie über Musik und Tanz. Die Domäne indischer Wissenschaft, Literatur und Kunst ist unermesslich groß und unerschöpflich. Es ist nicht nur schwierig, sondern nahezu unmöglich, ihre Tiefe zu ergründen. In der Tat hat kein Mensch es je vermocht, das gesamte Spektrum alten indischen Wissens zu erlernen oder wirklich zu verstehen. In der Vergangenheit ist es einigen wenigen Menschen gelungen, das eine oder andere, nie aber mehr als vier verschiedene Themen zu meistern.

Einige dieser Themen sind einfach und leicht zu verstehen, viele andere hingegen sind sehr schwierig, selten und geheimnisvoll. Ihre geheimnisvolle Natur ist der Grund, warum die frühen indischen Heiligen, die zugleich große Wissenschaftler waren, oft die Anweisung gaben, Bücher, Wissenschaften oder unbekannte Rätsel geheim zu halten. Durch diesen Zwang zur Geheimhaltung sind zahllose wissenschaftliche Erkenntnisse allmählich in Vergessenheit geraten. Einzigartige, für die Gesellschaft äußerst wertvolle Wissenschaften gingen also verloren, weil sie geheim gehalten werden mussten.

Zum anderen drückten die zur Geheimhaltung verpflichteten Heiligen sich oftmals in Rätseln aus. Diese Rätsel und Wortspiele waren in sich selbst äußerst rätselhaft. Um die zahlreichen Geheimnisse der Natur zu verbergen, schufen die Heiligen die Sprache der Mantras und Sutras. Es ist bewiesen, dass alle Mantras und *Shlokas*[3] nicht nur eine, sondern viele Bedeutungen zugleich haben. Veden und *Shastras*[4] enthalten unendlich viele Mantras und *Shlokas*. Viele *Rishas*[5] und Sutras sind in sich selbst so tief, so heilig und so rätselhaft, dass jede zu einem vollständigen allegorischen Buch erweitert werden könnte. Angesichts der vielfältigen Formen der *Shastras* und der tiefen Innenschau der Heiligen und Mystiker wurden unzählige Upanishaden erdacht und geschrieben. Heute sind davon nur noch 108 Upanishaden erhalten. Ebenso werden in der frühen Literatur 304 Zweige des *Rigveda* erwähnt und viele Zweige des *Yajurveda*, des *Samveda* und des *Atharveda* beschrieben. Heute existieren weltweit nur noch zwei oder drei Zweige. Tatsächlich war das vollständige Wissen der Welt mit ihren natürlichen und künstlichen Wissenschaften in den unzähligen Zweigen der Veden enthalten, aber im Laufe der Zeit und durch natürliche Katastrophen sind diese Bücher ewigen Wissens und unfassbarer Rätsel im Reich des Unbekannten versunken. Wir müssen mit unbeirrter Hingabe immer wieder versuchen, das unerreichte Wissen der *Shastras* und Veden wiederzuerlangen. Zu diesem Zweck wurde auch das vorliegende Buch über die geheime Wissenschaft der Mudras geschrieben.

---

3 *Shloka:* Hymne, auch Vers bzw. Strophe
4 *Shastra:* heilige Schrift
5 *Rishas:* Texte der alten Weisen

Das Geheimnis
des menschlichen Körpers

Guhium Brahm Tadium Bravime
Nahi Mahusah Sashthatram Hi Kin Chit.

Dieser *Shloka* zufolge verfügt der Mensch über eine enorm große geheime Kraft, die mit keiner anderen sichtbaren oder unsichtbaren Kraft zu vergleichen ist. In der Tat nimmt die Seele eine unvergleichliche Kraft an, indem sie in den menschlichen Körper eintritt. Wenn die Seele beim Eintritt in den menschlichen Körper auf wissenschaftliche Weise mit Yoga ausgestattet werden könnte, dann könnten mit Hilfe geeigneter Regeln der Meditation und der Übung die drei erhabenen Kräfte – nämlich die körperliche, die mentale und die spirituelle Kraft – in jedem Fall durch harte Arbeit und fortwährendes Streben erworben werden.

Durch Wissen, Wissenschaft und die fassbaren und unfassbaren Kräfte in diesem menschlichen Körper können viele Wunder bewirkt werden. Wissenschaftliche Erfinder haben in früherer Zeit viele Untersuchungen über den menschlichen Körper angestellt. Einige Zweige der betreffenden Wissenschaften wurden bereits erwähnt. Kein noch so großes Lob würde diesen Wissenschaften gerecht. Wollte man ausführlich über diese Themen und ihre Wunder berichten, so würde dies viele Bände füllen.

Im vorliegenden Buch befassen wir uns mit *Mudra Vigyan*, der Wissenschaft der Mudras. In früherer Zeit galt die wertvolle Wissenschaft der Mudras als äußerst selten und unerreichbar, und so verschwand sie im Laufe der Zeit immer mehr. Lediglich einige neugierige Sozialreformer und Mystiker kennen sie noch, doch auch sie kennen meist nur die Bereiche dieses großartigen Wissens, die in der Kunst und in der Meditation zur Anwendung kommen. In Wirklichkeit ist *Mudra Vigyan* ein wundervolles Geheimnis des menschlichen Körpers, das dessen Funktionen auf eine äußerst zweckmäßige Weise reguliert.

Alle wichtigen und bis in jede Einzelheit von der Natur geschaffenen Bereiche des menschlichen Körpers bestehen aus den fünf Elementen und können durch die Praxis von *Yoga Tattva Mudra Vigyan* allein in wunderbarer Weise geheilt und wiederhergestellt werden. Anbetung, Kraft, Licht und Wissen können mit Hilfe von Mudras erlangt werden. Die Mudras selbst sind ein überraschendes Rätsel. Sie besitzen die verblüffende Kraft, die mikroskopischen Energien des menschlichen Körpers zu erwecken. Mit ihrer Hilfe können Nervenzellen, die lange Zeit geschlummert haben, und inaktive Drüsen, die der Schlüssel zu einem gesunden Körper sind, wieder neu aktiviert werden. Das bedeutet, dass Mudras in einer wichtigen Beziehung zum menschlichen Körper stehen. Darüber hinaus können sie zur Entwicklung unseres Wissens und unserer Weisheit beitragen. Die regelmäßige Praxis von Mudras vermag Scharfblick, Frömmigkeit, Weitblick und Mut zu bewirken. In früher Zeit haben zahllose große Meister, spirituelle Führer, Geistliche, Gelehrte und ihre Anhänger durch die Praxis von Mudras große Macht erworben. Sie können die Freude dieser wunderbaren Wissenschaft heute erfahren, indem Sie diese Mudras in Ihren Alltag integrieren.

Seinem Wesen nach ist der Mensch eine äußerst subtile Manifestation der Natur, und er besitzt rätselhafte Kräfte. Die Wissenschaft der Mudras ist die beste Möglichkeit, um die subtilen Kräfte, die in uns schlummern, zu entfalten und die verborgenen Aspekte unseres menschlichen Körpers zu verstehen.

Die Geheimnisse
der Mudra-Wissenschaft

Die Wissenschaft der Mudras baut auf der Kenntnis des Göttlichen auf und ist in den fünf Fingern der menschlichen Hand manifest. Wir werden uns eingehend mit den Mudras des *Tattva Yoga*[6] befassen. Es gibt zahllose, vielleicht sogar mehr als tausend verschiedene Mudras. Ausführliche Beschreibungen der Mudras finden sich im *Mantra Shastra* (Bücher über die Anbetung), *Upasana Shastra* (Bücher über die Meditation), *Nritya Shastra* (Bücher über die Tanzkunst) sowie auch in den Büchern über die Kunst der Bildhauerei.

Das Kennzeichen der Mudras ist die besondere Haltung, die durch die Position der einzelnen Finger gebildet wird. Die Form der meisten Mudras entsteht, indem die Finger auf eine bestimmte Weise gebeugt oder gedreht werden.

Die Forschung, die indische Heilige in früher Zeit betrieben haben, geht weit über die heutige Forschung unserer modernen Wissenschaftler hinaus. Wenngleich Wissenschaftler heute auf dem Gebiet von Wissenschaft und Technologie zahlreiche lobenswerte Erfolge erzielt haben, so haben sie im Vergleich zur äußerst erfolgreichen Erforschung und Analyse des menschlichen Körpers durch frühe Wissenschaftler doch noch viel nachzuholen.

Dem *Tattva Yoga* zufolge vermittelt die Wissenschaft der Mudras ein hohes Maß an Wissen über den menschlichen Körper. Mudras können bewirken, dass die Elemente im Körper zu- oder abnehmen und so in ein optimales Gleichgewicht gebracht werden. Ein optimales Gleichgewicht der Elemente im menschlichen Körper bewirkt Gesundheit und Glücklichsein, während ein Übermaß oder ein Mangel zu Krankheit und Störungen im Körper führen kann. Die Praxis von Mudras bewirkt, dass die Elemente zunehmen, abnehmen oder

---

6 *Tattva Yoga*: Yoga der fundamentalen Grundprinzipien wie z.B. der fünf Elemente

ausgeglichen werden, um derartige Störungen zu beseitigen. Wenn der Anteil der Elemente im Körper eines Menschen optimal ist, können Körper, Verstand und Geist auf höhere Stufen erhoben werden.

Die umsichtige Handhabung der Mudras kann außergewöhnliche Veränderungen und Verbesserungen in unserem Körper herbeiführen. Die eifrig betriebene Praxis von Mudras kann zu erheblichen Veränderungen in Sehnen und Blutgefäßen führen. Die Haltungen, die unsere Hände in einer Mudra einnehmen, können in unserem Körper fast magische Ergebnisse bewirken. Mudras wirken auch in hohem Maße auf unsere Drüsen. Welche Wirkung die Praxis von bestimmten Mudras unter bestimmten Voraussetzungen auf die Funktion unserer Drüsen hat, ist ein umfassendes und eigenständiges Thema. Ebenso ist es möglich, mit diesen yogischen Übungen eine Reihe von Veränderungen in unseren Sinnesorganen zu bewirken. Mudras haben eine sehr genaue und bedeutende yogische Funktion, mit der Sie Ihre innere und äußere Disposition auf vielfältige Weise entwickeln können. Mudras wirken nicht nur auf unser eigenes Selbst, sondern beeinflussen zudem die Gefühle der Menschen, die uns beim Praktizieren der Mudras vielleicht zuschauen. Durch eine anhaltende Mudra-Praxis entwickelt sich im Laufe der Zeit die innere Stärke unseres Körpers und nimmt allmählich zu. Die *Rishis* und *Munis* (Heilige und Asketen) haben tiefgreifende Ergebnisse erzielt, weil sie diese Weisheit beharrlich befolgt haben, und konnten die süßen Früchte ihrer unbeirrten yogischen Meditation ernten. Auch ich habe in meinem Leben eingehend mit dieser Lehre experimentiert und ihre rätselhaften und verblüffenden Resultate selbst erfahren. Einige Mudras zeigen ihre Wirkung sofort, praktisch innerhalb weniger Sekunden oder Minuten. Andere müssen länger praktiziert werden, bevor sie zu einem Ergebnis führen. Ich habe viele alte Mudras erforscht und – aufgrund meiner eigenen Entdeckungen – auch einige neue Mudras geschaffen. Diese Art der Forschung wird nun kontinuierlich fortgesetzt. Es ist durchaus möglich, dass in naher Zukunft viele alte und kostbare Informationen des Höchsten Selbst, die mit dieser Wissenschaft verbunden sind, und damit einhergehend eine Reihe vielversprechender Resultate zutage treten werden.

Die Wissenschaft der Mudras ist ein großes Rätsel, dessen Lösung die Menschen in eine neue und erhellendere Richtung führen wird.

Die menschliche Hand
und die Haltung der Finger

Der Wissenschaft der Mudras zufolge entsprechen die fünf Finger einer Hand den fünf Elementen:

– *Angutha* (Daumen) dem Feuer;
– *Tarjani* (Zeigefinger) der Luft;
– *Madhyam* (Mittelfinger) dem Himmel bzw. dem Äther;
– *Anamika* (Ringfinger) der Erde;
– *Kanishthika* (kleiner Finger) dem Wasser.

Die Vereinigung oder Trennung dieser fünf Elemente mit Hilfe der fünf Finger kann bewirken, dass die fünf Elemente im Körper zunehmen oder abnehmen.

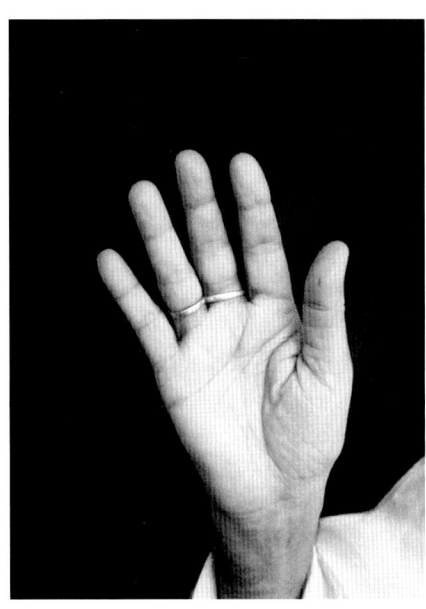

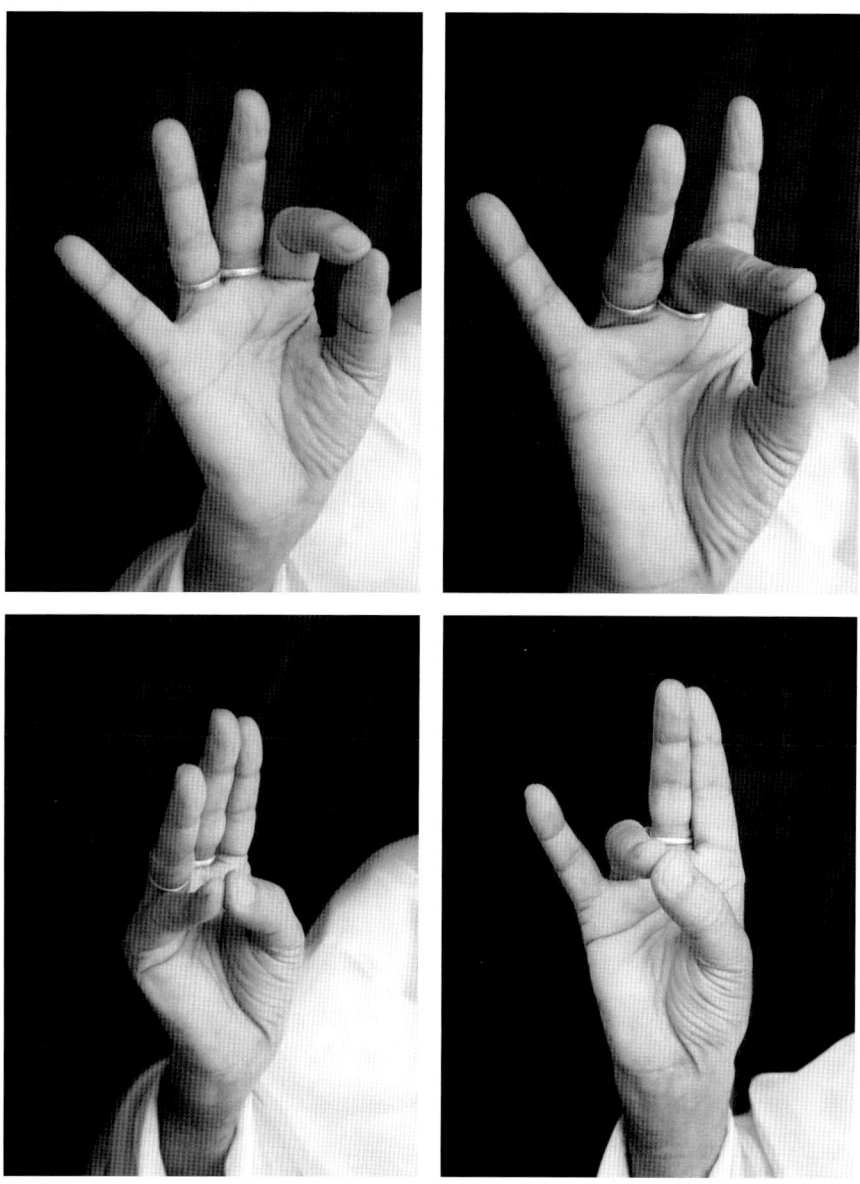

Wenn die Daumenspitze und die Spitze eines Fingers aneinandergelegt werden, so bewirkt dies, dass das betreffende Element zu-
nimmt und stabil wird.

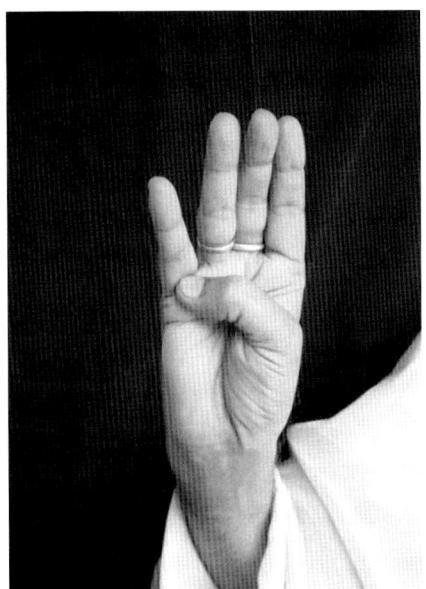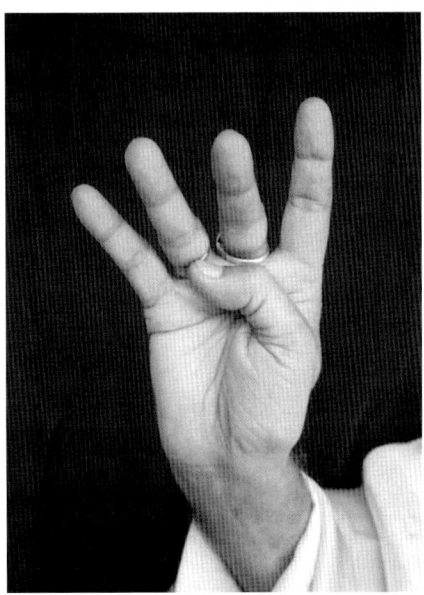

Wenn die Daumenspitze an die Basis eines Fingers gelegt wird, so setzt dies eine Erhöhung des betreffenden Elements in Gang.

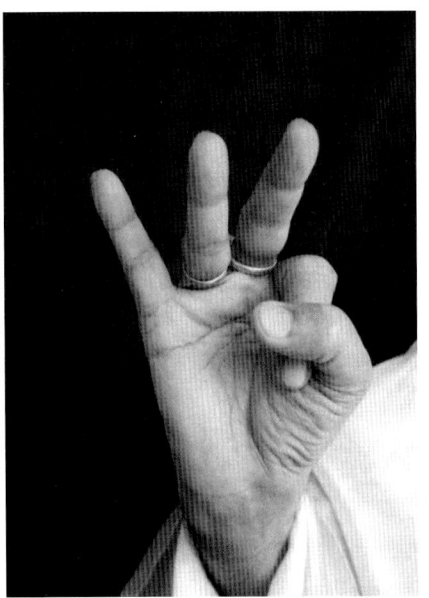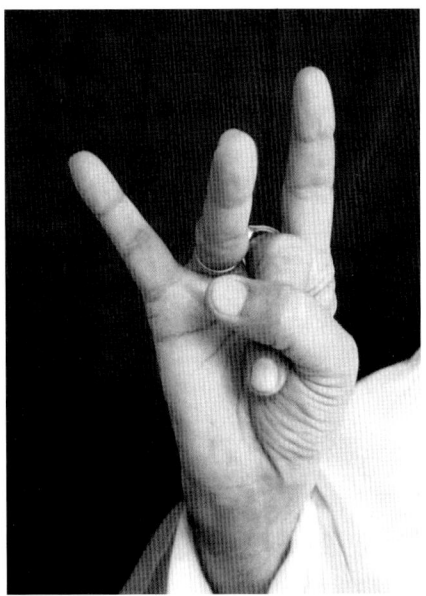

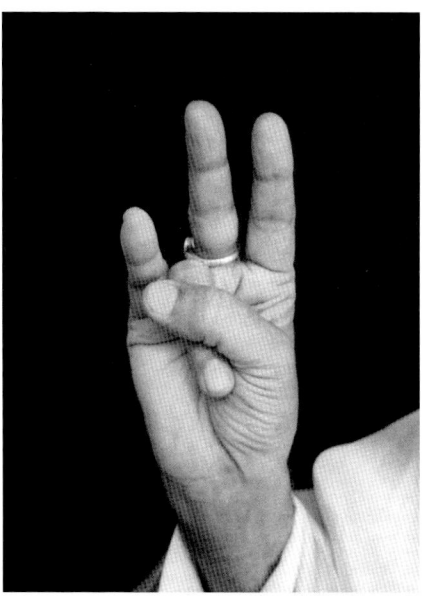

Wenn ein Finger eingebeugt und auf den Ballen des Daumens gelegt wird, wobei die Fingerspitze die Basis des Daumens berührt, so bewirkt dies, dass das betreffende Element im Körper abnimmt.

Dies ist das einfache Gesetz der Zunahme und Abnahme der Elemente im Körper. Es gibt viele verschiedene Mudras. In einer Reihe von Schriften hat man bisher mehrere hundert Mudras gefunden. In vielen Ländern dieser Welt haben Asketen immens großen Nutzen aus diesen Mudras gezogen. Hinduistischer Mythologie zufolge haben Shankar, Vishnu, Brahma, Indra und andere Beschützer des Universums, Halbgötter, himmlische Wesenheiten und zahlreiche Heilige und Asketen diese Mudras praktiziert und in ihre Meditation übernommen.

Als sie sahen, dass die göttlichen Seelen diese Mudras praktizierten, übernahmen auch viele ihrer Anhänger sie in ihr Leben. In der frühen Zeit der Veden wurde *Gayatri Mahavigyan* offenbart. *Gayatri* wird als die Mutter aller Veden angesehen. Die *Gayatri* ist ein sehr mächtiges, heiliges Mantra, eine eigene, vollständige Wissenschaft für sich. Der große Heilige und Asket Maharshi Vishwamitra hat die *Gayatri* offenbart, und man sagt, ihr Gott sei *Surya* (der Sonnengott). Die *Gayatri* selbst ist der Vers, die Poesie und die Musik. Weil die *Gayatri* im vedischen Versmaß verfasst ist, wird sie als das Gayatri-Mantra bezeichnet. Es gibt noch viele andere Mantras (Anrufungen), die im Versmaß des Gayatri-Mantras verfasst sind. Dem nachfolgend zitierten *Gayatri-Mantra* wurde jedoch die besondere Bezeichnung Gayatri zugewiesen:

Om Bhur Bhuvah Svah
Om Tat Savitur varenyam bhargo devasya dhimahi
Dhiyo yo nah prachodayat. Om

Das Gayatri-Mantra hat 24 Silben. Diese 24 Silben des Gayatri-Mantras stehen in einer besonderen Beziehung zu den 24 Mudras, die man als Gayatri-Mudras bezeichnet. Sie bestehen aus verschiedenen Haltungen und haben eigene Namen.

Die 24 Gayatri-Mudras haben außergewöhnliche Eigenschaften. Ihre Wirkung auf den menschlichen Körper ist zutiefst kraftvoll und wirkungsvoll. Die Vorzüge der Gayatri-Mudras werden am Ende des Buches in einem eigenen Kapitel erläutert.

Warum Mudras notwendig sind

Für die Gesellschaft von heute ist das Streben nach Gesundheit äußerst wichtig. Wenn wir die Gesundheit der Menschen weltweit jedoch einmal genauer untersuchen, stellen wir fest, dass es darum meist nicht sehr gut bestellt ist, obwohl die Wissenschaft in allen Bereichen gute Fortschritte erzielt hat. Der Umwelt, die für eine gute Gesundheit von wesentlicher Bedeutung ist, wird nicht die Aufmerksamkeit zuteil, die sie verdient. Durch bekannte und unbekannte, natürliche und von Menschenhand geschaffene Ursachen wird die gesamte Umwelt belastet. Versuche mit Atombomben, die mehrmals im Jahr stattfinden, rufen bekannte und unbekannte atomare Reaktionen hervor. Es stellt sich heraus, dass diese Versuche eine Ursache für die langsame Vergiftung der ganzen Umwelt sind und dies auch in Zukunft sein werden. Ungeachtet der Tatsache, dass die politischen Führer der Welt einige Anstrengungen unternehmen, werden diese Tests sich weiterhin nicht nur auf die Stratosphäre der Erde, sondern auch auf unsere innere und äußere Gesundheit und auf die Natur auswirken.

Durch die ständig wachsende Zahl von Fabriken und Kraftfahrzeugen wird dieses Problem der Weltgesundheit noch erheblich vergrößert. Die moderne Wissenschaft und unsere moderne Denkweise haben sich a¹ äußerst ineffizient erwiesen, wenn es um die Heilung und Reinigung der Umwelt geht. Tatsache ist doch, dass die Intellektuellen der heutigen Zeit nicht genügend darüber nachdenken und sich auch nicht genügend darum kümmern. Die heutigen Wissenschaftler und ihre Wissenschaften bemühen sich nach Kräften darum, der Umwelt ihre normale Nützlichkeit wiederzugeben. Außerdem muss auch gesagt werden, dass die Probleme der Umweltschädigung wie auch der Fortschritt in Wissenschaft und weltlichem Wissen Tag und Nacht zunehmen. Die Lösung für diese Probleme hatten indische Intellektuelle und kenntnisreiche Wissenschaftler und Heilige bereits in allerfrühester Zeit gefunden. Indiens Kultur hat die Natur immer geschützt. Wir wenden uns nicht gegen die Natur, wenngleich es einige boshafte Menschen gegeben haben mag, die versucht haben, den Gesetzen der Natur zuwider zu handeln. In solchen Fällen sind Umweltschützer, Gelehrte, Heilige, Philosophen und erhabene Mächte in der Vergangenheit aber sofort eingeschritten und haben den Ausbruch der Elemente gegen die Natur, der anderenfalls das Gleichgewicht des Universums zutiefst gestört hätte, im Keim erstickt. In der *Mahabharata*[7] ist ein Zwischenfall verzeichnet, in dem *Aswasthama* und *Arjuna*[8] atomgetriebene Waffen verwendeten, die eine unwiderruflich zerstörerische Wirkung hatten. Um der Zerstörung, die diese Waffen verursachten, Einhalt zu gebieten, griffen die größten Heiligen und Asketen ein und wendeten die große Katastrophe mit der Macht ihrer Mantras auf äußerst kluge Weise ab. Wären diese beiden unfehlbaren atomaren Waffen aufeinandergeprallt, so hätte dies überaus negative Auswirkungen für die gesamte Umwelt bedeutet. Es hätte eine Kette von Ereignissen in Gang gesetzt, die für die Menschheit und für die gesamte Flora und Fauna der Welt unendlich große Not mit sich gebracht hätten. Auch in der heutigen Zeit kann eine solche Situation jederzeit eintreten.

Um die Umwelt für die Menschen sauber und unversehrt zu bewahren, erfanden die indischen Wissenschaftler der frühen Zeit neue Verfahren, Vorschriften und Regeln. Um beispielsweise die gesamte Atmosphäre sauber und gesund zu erhalten, maßen die *Rishis* und Erfinder dem *Yagna*[9], das eine direkte und starke Wirkung auf die Umwelt hat, im indischen Leben eine besondere Bedeutung zu. Wenn es um die Reinigung der Umwelt geht, kommt keine andere Kraft und auch kein anderes Verfahren dem *Yagna* gleich. Das ist der Grund, aus dem die *Rishis* für jeden Schritt im Leben der Menschen verschiedene *Yagnas* vorgeschrieben und detailliert erklärt haben. Wenn die Menschen diese *Yagnas* jeden Tag regelmäßig in allen Häusern durchführen, wird die Umwelt auf eine überraschend wunderbare und vollkommen mühelose Weise gereinigt.

---

7 *Mahabharata:* großes indisches Heldenepos
8 *Aswasthama* und *Arjuna:* zwei Feldherren in der *Mahabharata*
9 *Yagna:* Opferzeremonie, z. B. *Agnihotra* (Feueropfer) oder *Havan* (Opfergabe)

Es gibt eine äußere, aber auch eine innere Form der Umweltschädigung. Größere und kleinere wissenschaftliche Experimente mit atomaren Explosionen verändern und verzerren organische und anorganische Materie und die fünf grundlegenden Elemente auf der ganzen Welt. Diese Verzerrung der fünf grundlegenden Elemente kann auch im menschlichen Körper stattfinden. Durch die Zunahme oder Abnahme der fünf Elemente können die Menschen krank werden. Yoga, Naturheilverfahren, Arzneien oder Mantras können zur Verbesserung der inneren Gesundheit beitragen. Das beste Mittel, um den Zustand der Elemente im menschlichen Körper zu verbessern, sind jedoch die Mudras. Mit ihrer Hilfe kann das optimale Gleichgewicht der Elemente unmittelbar und mühelos wiederhergestellt werden. Mudras sind himmlische Segnungen für die Gesundheit des Universums ebenso wie für die Befreiung der Menschen von Leid und Krankheit. Heute müssen die Menschen auf wissenschaftliche Weise über die wunderbare Wissenschaft der Mudras informiert werden, die indische *Rishis* in früher Zeit entwickelt haben. Wenn diese Notwendigkeit einmal erkannt wurde, ist es wichtig, die Wissenschaft der Mudras zum Wohl der Gesellschaft und für die Gesundheit und das Wohlbefinden der Menschen möglichst eingehend zu erklären und zu verbreiten.

Durch ihre Heilkraft verfügen yogische Mudras über das Potenzial, der gesamten Menschheit von Nutzen zu sein. In Verbindung mit *Agnihotra Yagya* besitzen Mudras die außergewöhnliche Eigenschaft, die Gesundheit und die Umwelt der Menschheit zu verbessern. Auch dies ist ein wahrhaft staunenswertes Geschenk der wissenschaftlich begründeten, umweltfreundlichen und erhabenen Lehre indischer Seher. Heute wissen wir die esoterische Bedeutung von *Yagya* und den Yoga Mudras leider meist nicht mehr zu schätzen. Nie war das Konzept von *Yagya* und yogischen Mudras aktueller als in der heutigen Zeit, in der die Notwendigkeit, die Umwelt zu reinigen, größer denn je ist.

Die Bedeutung und der Nutzen
von Mudras

Der menschliche Körper ist die erstaunlichste, geheimnisvollste und komplexeste Maschine der Natur. Mudras sind mit einer Fernbedienung vergleichbar, die diese kostbare Maschine funktionsfähig und in einem guten Zustand erhält. Der richtige Einsatz von Mudras kann große körperliche, mentale und spirituelle Veränderungen im menschlichen Körper vollkommen mühelos herbeiführen, ohne dass äußere Hilfsmittel benötigt werden. Ein besonderes Merkmal dieser Mudras besteht darin, dass sie keiner speziellen Vorbereitung bedürfen und deshalb, wann immer notwendig, in jeder Situation und unter allen Umständen praktiziert werden können. Mudras verfügen über wahrhaft außergewöhnliche Kräfte. Ihre Praxis kann eine schnelle und grundlegende Umkehrung von zerstörerischen Veränderungen im menschlichen Körper bewirken. Manche Mudras wirken äußerst schnell und zeigen ihre sofortige Wirksamkeit auf eine ganz verblüffende Weise.

Die Mudras, deren Wirkung sich unmittelbar innerhalb weniger Sekunden einstellt, können als Sofortmaßnahme (erste Hilfe) dienen. Wenn sie regelmäßig und über einen längeren Zeitraum mit Fleiß, yogischer Disziplin, Entschlossenheit und Selbstvertrauen praktiziert werden, stellt sich schon bald eine bleibende Wirkung ein. Das regelmäßige Praktizieren von Mudras kann das ganze System der Blutgefäße und Sehnen im Körper erheblich kräftigen und auf diese segensreiche Weise sowohl zur inneren als auch zur äußeren Gesundheit beitragen. Außerdem verbessern die elementaren Veränderungen, die durch eine disziplinierte und regelmäßige Praxis von Mudras herbeigeführt werden, in jedem Fall auch die inneren göttlichen und geistigen Kräfte des Übenden. Durch das regelmäßige Praktizieren der wichtigsten Mudras kann der Geist des Übenden wirklich außergewöhnliche und wunderbare Veränderungen erfahren. Durch die Meditation und das Praktizieren von Mudras können sehr feine, kaum fassbare geistige Kräfte erworben werden. Auch die spirituelle Kraft des Übenden wird auf wunderbare, beispiellose Weise verstärkt.

Schon in früher Zeit galt die Wissenschaft der Mudras als eine zutiefst rätselhafte Lehre, die von den indischen *Rishis*, Heiligen und Mystikern, streng gehütet wurde. Aus diesem Grunde wurde sie geheim gehalten, und es war schwierig, das Geheimnis ihrer erstaunlichen Wirkung auf den Menschen zu offenbaren. Deshalb geriet dieses Wissen des höchsten Selbst im Laufe der Zeit langsam in Vergessenheit. Für den Fortschritt und den Schutz der gesamten menschlichen Rasse kann dieses Wissen jedoch eine immens große Hilfe sein. Wenn die Wissenschaft der Mudras beharrlich praktiziert, gelehrt und verbreitet wird, kann dies eine reine und vollkommene Transformation der Gesellschaft, des Landes und der gesamten Welt bewirken. Auch die Gefühle der Menschen können sich verändern, und womöglich werden ihre Gedanken und Handlungen besser. Sowohl innere als auch äußere Entwicklungen sind möglich.

Es ist unmöglich, alle Segnungen der Mudras aufzuzählen. Durch ihre Praxis wird das Körpersystem des Übenden gereinigt, und er erlangt vollkommene Gesundheit. Die Praxis der Mudras bringt zahlreiche spirituelle, göttliche und körperliche Vorteile mit sich. Werden ausgewählte Mudras in einer Gruppe ausgeübt, ermöglichen sie das Entstehen von Gewaltlosigkeit und Frömmigkeit, des freundlichen Miteinanders in der Gesellschaft und eines höflichen Wesens. All dies kann zu einer gesellschaftlichen Revolution führen. An dieser Stelle muss nicht erwähnt werden, dass durch das gemeinsame Praktizieren bestimmter Mudras in einer größeren Gruppe von Menschen sogar eine Revolution im Denken der Allgemeinheit ausgelöst werden kann. Tatsächlich verfügen Mudras über die unvorstellbare und einzigartige Macht und Fähigkeit, erstaunliche Veränderungen in den Menschen zu bewirken. Es überrascht deswegen nicht, dass viele erhabene Seelen aus früherer Zeit, darunter Jesus Christus, Guru Nanak Dev Ji, Bhagwan Mahavir, Gautama Buddha, Shankar, Vishnu, Adi Shankaracharya und andere große Avatare, auf Bildern und Plastiken häufig in einer Mudra-Haltung zu sehen sind. Oft nahmen diese göttlichen Persönlichkeiten die Mudra-Haltungen auch über längere Zeit ein. Zur Zeit von Bhagwan Buddha kamen regelmäßig viele tausend Anhänger, um ihn anzubeten und Mudras zu praktizieren. Zu den 24 Silben des Gayatri-Mantras erdachte Maharshi Vishwamitra die 24 Mudras, die noch heute Anwendung finden, aber die Menschen nutzen sie nicht, weil sie nichts über ihre Segnungen wissen. In seinem außergewöhnlichen *Bhagwati*-Gebet hat auch Adi Shankaracharya die grundlegende Bedeutung von Mudras offenbart, denn er selbst war in der Wissenschaft der Mudras äußerst bewandert.

Na Mantram No Yantram Tadapi Ca Na Jane Stuti Maho,
Na Cahvanam Dhyanam Tadapi Ca Na Jane Stuti Ktha.
Na Jane Mudraste Tadapit Cha Na Jane Vilapanam,
Param Jane Matasvadnusaranam Chalesharnm.

Dieser Vers ist eine Strophe des göttlichen, heiligen Gesangs, den Bhagwan Adi Shankaracharya komponiert hat. Adi Shankaracharyas Verkündung zufolge nimmt die Wissenschaft der Mudras einen sehr hohen Stellenwert ein. Tatsächlich sind die Mudras eine Kraft von sehr hoher Ordnung. Die indischen *Rishis* hatten ihre Qualitäten und ihre Macht, der gesamten menschlichen Rasse zu dienen, erkannt und deshalb angeordnet, dass sie auf den Gebieten von Religion, Anbetung, Tanz, Musik, Bildhauerei, Anrufung und Gesang regelmäßig praktiziert werden sollten.

Die yogischen Mudras können große Fortschritte und eine umfassende Reinigung des Geistes, des Herzens, des Körpers und der Gesellschaft bewirken.

Regeln der Mudra-Praxis

Mudras werden für verschiedene Zwecke eingesetzt. Die Mudras, die zum Hatha Yoga gehören, können in der Regel nur im Sitzen ausgeführt werden. Für einige Mudras muss man sich aber auch hinlegen. Die Mudras, die zum Pranayama gehören, können gleichfalls in einem Sadhana-Sitz praktiziert werden. Für viele heilende Mudras

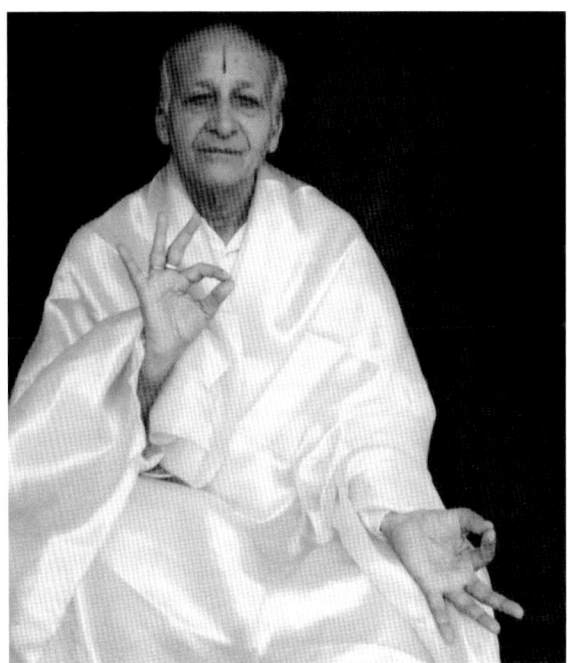

ist aber keine besondere Haltung erforderlich. Sie entfalten ihre Wirkung im Gehen, im Schlafen und in jedem beliebigen anderen körperlichen Zustand. Es spielt keine Rolle, ob man im Bett liegt, auf einem Stuhl sitzt oder herumläuft, wenn man diese Mudras praktiziert. Ihre positive Wirkung bleibt unverändert erhalten.

Die meisten Mudras verändern den Anteil der Elemente im Körper innerhalb von 45 Minuten. Es gibt jedoch auch Mudras, deren Wirkung auf den menschlichen Körper sehr schnell, oft schon nach wenigen Sekunden oder Minuten eintritt. Um die Wirkung einer Mudra noch zu verstärken, kann man sie auch mit beiden Händen

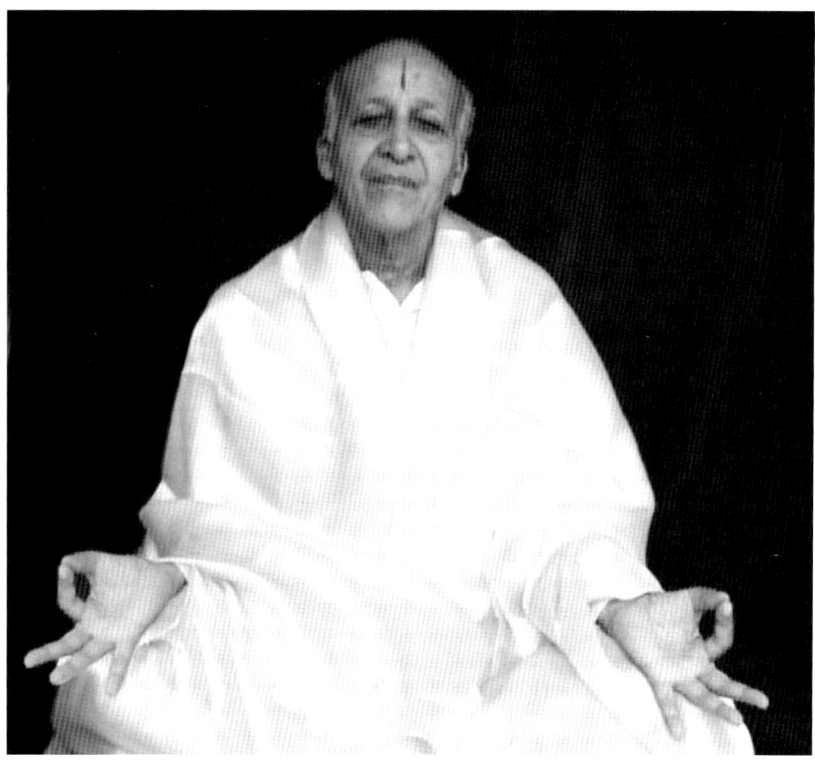

gleichzeitig praktizieren. Die Mudras, die gebildet werden, indem der Daumen und die Spitze eines Fingers aneinandergelegt werden, können nach eigenem Ermessen und persönlichem Wohlbefinden praktiziert werden. Mudras, die zur Heilung von Krankheiten eingesetzt werden, können über längere Zeit praktiziert werden, jedoch nur bis zur vollständigen Heilung der Krankheit. Mudras, die den Körper stärken oder reinigen, die Bänder und Blutgefäße kräftigen oder das Bewusstsein erweitern sollen, können nach eigenem Ermessen praktiziert werden.

Manche Mudras des Hatha Yoga haben außergewöhnliche Wirkungen und rufen bei den Menschen, die sie sehen oder von ihnen hören, großes Erstaunen hervor. Dazu gehören zum Beispiel Viparita Karani, Maha Bandha, Mula Bandha, Vajroli, Shambhavi, Khechari und andere Mudras. Die Hatha Yoga Mudras können für eine

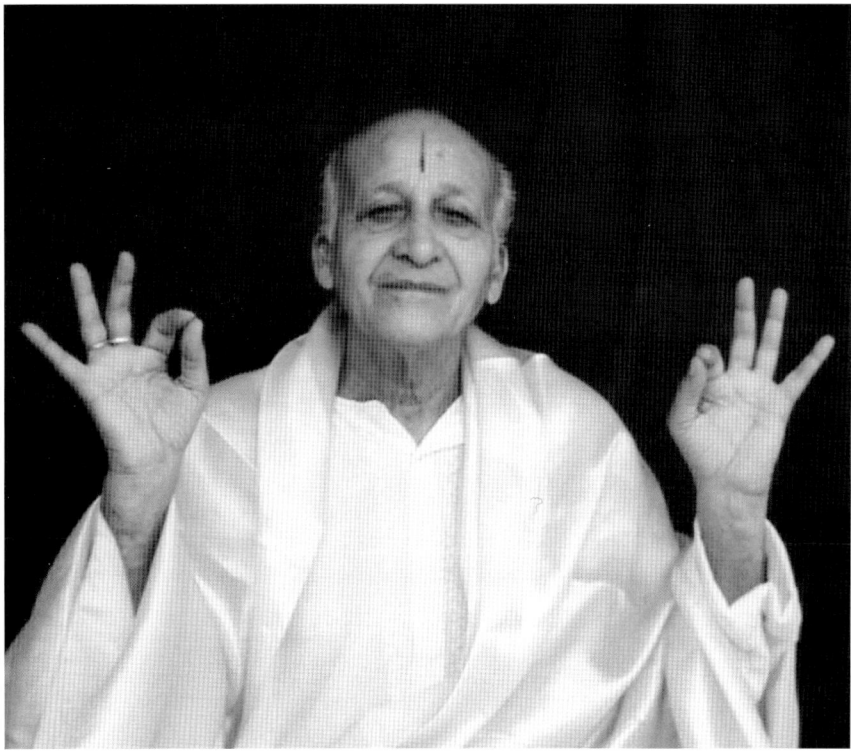

Dauer von einer Minute bis zu maximal einer halben Stunde praktiziert werden. Um ihre erstaunlichen und machtvollen Wirkungen zu erfahren, ist es allerdings unbedingt notwendig, dass alle Hatha Yoga Mudras, ganz gleich, in welcher Körperhaltung sie ausgeführt werden, jeden Tag als eine Übung der Hingabe praktiziert werden.

Die Wissenschaft der Mudras kennt unendlich viele *Tattva Yoga* Mudras, und sie haben unzählige Namen. Verschiedene Religionen der Welt bedienen sich zahlreicher Mudras. In der *Sanatan*-Religion und im Buddhismus ist die Verwendung von Mudras weit verbreitet.

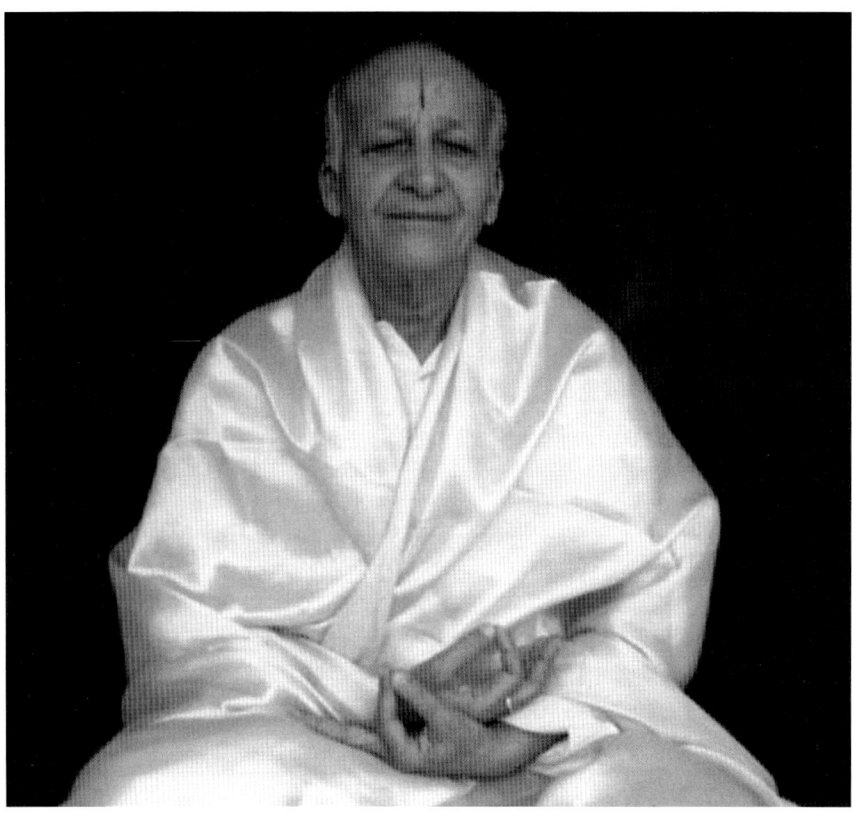

Normalerweise werden die *Tattva Yoga* Mudras mit den fünf Fingern der Hand ausgeführt, doch es gibt auch einige Mudras, die nur mit beiden Händen und mit dem gesamten Körper praktiziert werden können. Dazu gehören zum Beispiel die Gyan Mudra, die Abhaya Mudra, die Vairagya Mudra oder die Dhyan Mudra, bei denen in der Regel der gesamte Körper eingesetzt wird. Die Gyan Mudra kann mit einer Hand oder mit beiden Händen im Gehen, Sitzen, Stehen, Liegen, Schlafen, beim Reden oder auch bei der Verrichtung anderer

Arbeiten praktiziert werden. Die echte Gyan Mudra hingegen kann nur in einer bestimmten Sitzhaltung (Asana) ausgeführt werden.

Drei bis vier Mudras können zur selben Zeit praktiziert werden. Falls gewünscht, können Mudras auch jede Sekunde gewechselt werden. Nach längerer Praxis kann man zu anderen Mudras wechseln. Bei der Durchführung der heilenden Mudras muss keine bestimmte Reihenfolge beachtet werden. Üben Sie immer zuerst die Mudra, die für Sie persönlich am wichtigsten ist.

Gyan Mudra

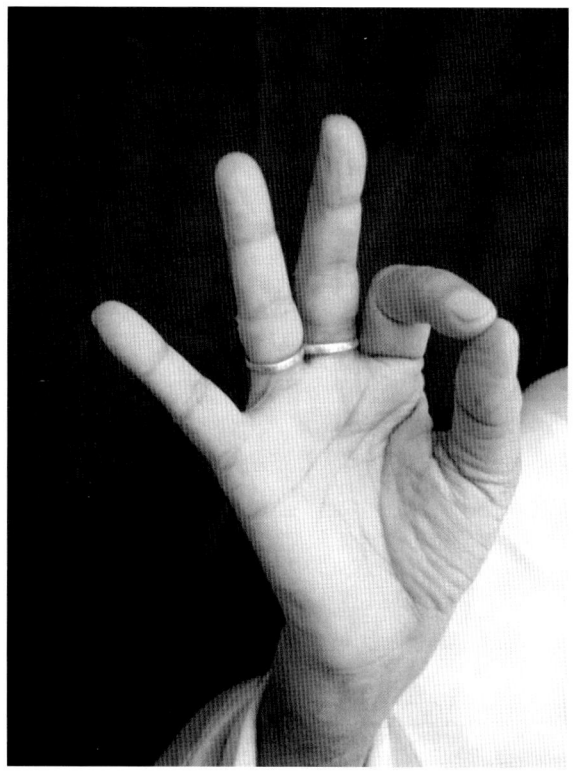

Wie in der Abbildung gezeigt, werden bei dieser Mudra die Spitze des Zeigefingers und die Spitze des Daumens aneinandergelegt. In der Sprache der Yogis wird sie Gyan Mudra genannt. Aus Sicht der Elemente wird bei der Gyan Mudra das Element Luft mit dem Element Feuer vereint. Die Wissenschaft der Mudras betrachtet sie als eine sehr wertvolle und bedeutende Mudra. Nicht nur in Indien, sondern auch in anderen Ländern der Welt haben große und erhabene Persönlichkeiten die Gyan Mudra als eine Form der yogischen Meditation praktiziert. Gautama Buddha, Shankar, Bhagwan Mahavir, Jesus Christus, Bhagwan Krishna, Bhagwati Saraswati und andere göttliche Seelen haben die Gyan Mudra mit großer Regelmäßigkeit praktiziert und sie zum Wohl der Anhänger, die sie unter den gewöhnlichen Menschen hatten, auch öffentlich gezeigt.

Prapannparijatay Totrvetrye Panaye,
Gayan Mudray Krishnay Geetamrit Dhuhy Namaha.

Dieser *Shloka* der *Mahabharata* zufolge hat Yogeshwar Bhagwan Shri Krishna während der Schlacht, als er dem durch die Pflicht gebundenen Arjuna das unfassbare Wissen der Gita vermittelte, die Haltung der Gyan Mudra eingenommen. Dadurch wird die Bedeutung der Gyan Mudra um ein Vielfaches erhöht. Wegen ihrer herausragenden Stellung gilt die Gyan Mudra als die Mutter des großen Wissens der Gita. Dies beweist, dass man durch die Praxis der Gyan Mudra großes Wissen erlangen kann.

Die Gyan Mudra bietet nicht nur unendlich viele Segnungen, sondern auch eine ganze Reihe von Möglichkeiten, sie zu praktizieren. Durch verschiedene Haltungen des Körpers und durch das Drehen oder Beugen der Hände kann die Gyan Mudra vielfältige Formen annehmen. Obwohl alle diese Gesten aus der Gyan Mudra hervorgehen, haben sie unterschiedliche Namen, zum Beispiel Gyan Mudra, Vairagya Mudra, Abhaya Mudra, Dhyan Mudra und so fort. Ihre Wirkungen und Eigenschaften zeigen sich entsprechend ihrer jeweiligen Namen. Das Sprichwort „Dein Name zeugt von deinen Taten!" ist hier äußerst zutreffend. Die oben beschriebene Praxis der einfachen Gyan Mudra, also das ganz natürliche Aneinanderlegen der Spitzen von Daumen und Zeigefinger, bringt dem Übenden enorm großen Nutzen. Wenn sie über längere Zeit praktiziert wird, kräftigt sie ohne Medikamente oder äußere Hilfsmittel ganz allmählich alle Sehnen und Blutgefäße. Die mentale Kraft nimmt zu, und auch das Erinnerungsvermögen wird allmählich immer besser. Die beharrliche Praxis dieser Mudra kann im Laufe der Zeit Schlafstörungen und Schlaflosigkeit heilen. Wenn sie über einen langen Zeitraum praktiziert wird, übt sie ganz unmerklich eine außergewöhnliche Heilwirkung auf die winzigen Sinnesnervenzellen des menschlichen

Gehirns aus. Im Denken der Menschen sind bedeutsame Veränderungen beobachtet worden. Das regelmäßige Praktizieren der Gyan Mudra kann eine Vielzahl von geistigen Krankheiten heilen.

Purn Gyan Mudra

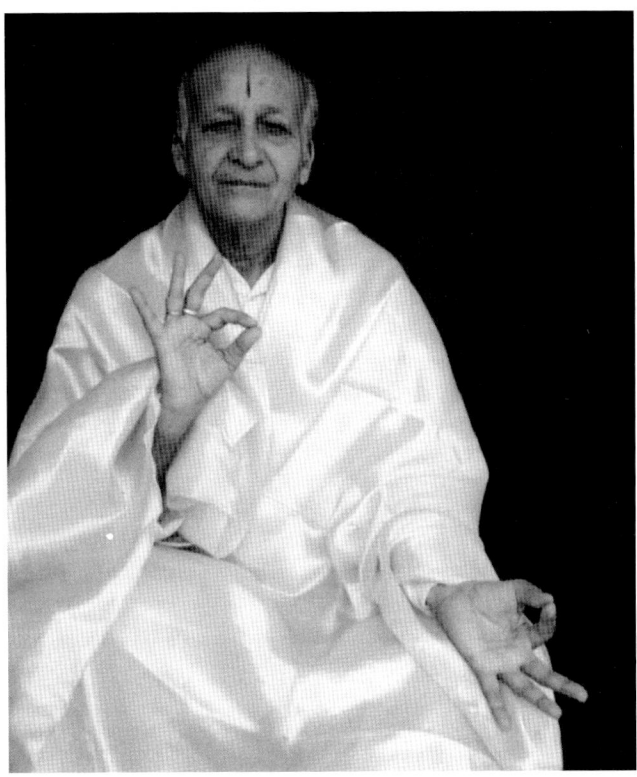

Wie auf dieser Abbildung dargestellt, wird die rechte Hand in der Gyan Mudra auf Höhe des Herzens gehalten, während die linke Hand, gleichfalls in der Gyan Mudra, auf dem linken Knie liegt. Dabei sitzt man in einem gekreuzten Yoga-Sitz in einem Zustand der inneren Stille. Auf diese Weise kann man der Mudra-Meditation den größtmöglichen Nutzen abgewinnen. Adi Shankaracharya, Guru Gorakshanath Ji, Sant Gyaneshwar Ji, Sidhnath Ji und viele andere erhabene Seelen, die einer höheren Ordnung angehören, haben diese

Mudra im Laufe ihres Lebens regelmäßig praktiziert. Bhagwan Buddha hat bewiesen, dass man durch die fortwährende Praxis dieser Mudra vollkommene, wahre Erkenntnis erlangen kann. Durch die Praxis der Gyan Mudra in Verbindung mit einigen anspruchsvollen Yoga-Asanas kann der Praktizierende ein hohes Maß an Konzentration erlangen. Gefühle der Freude und ein hohes Maß an Gewahrsein sind weitere Vorzüge, die damit einhergehen. Wenn wir das Leben der vielen großen Männer, die diese Mudra zur Meditation genutzt haben, einmal genauer betrachten, dann erkennen wir, dass ihre geistige Entwicklung im Vergleich zu gewöhnlichen Menschen um ein Vielfaches höher war. Durch das regelmäßige Praktizieren dieser Mudra beginnen die Gehirnzellen und winzige elektrische Impulse im Gehirn auf geheimnisvolle Weise zu arbeiten. Wenn man diese Mudra täglich praktiziert, entwickeln sich mentale Kräfte. Worte vermögen es nicht, diese göttlichen Kräfte ausführlich zu beschreiben, sondern können ihre Qualitäten nur zum Ausdruck bringen und anpreisen. Wenn der Praktizierende sich auf dem Höhepunkt der Meditation befindet, strömt eine wunderbare Aura angenehmer Farben von ihm aus, die unstreitig eine Verbesserung seines Einflusses, seiner Faszination, seines Charmes und seiner Freundlichkeit bewirkt. Die ihn umgebende Atmosphäre wird davon ebenfalls positiv beeinflusst. Es ist durchaus möglich, dass der Praktizierende auf dem Höhepunkt der Gyan Mudra göttliches Wissen und die Schau Gottes erlangt. Jegliche Verzögerung hängt möglicherweise allein davon ab, dass Sie den Anfang nicht wagen. Diese zutiefst geheimnisvolle Formel wurde Ihnen offenbart, und nun können alle, die sie praktizieren, ihre Klarheit und Wahrheit erfahren. Ich selbst bin seit vielen Jahren Zeuge dafür, dass solche Wunder sich manifestieren. Ich habe sie persönlich erfahren und dabei entdeckt, dass sie letzten Endes eine spirituelle Dimension des Yoga sind.

Besonderheiten

1. Durch die regelmäßige Praxis der Gyan Mudra können im Laufe der Zeit schlechte Angewohnheiten und jede Form der Abhängig-

keit von Suchtmitteln geheilt werden. Dem Suchtkranken sollte lediglich gesagt werden, dass die Praxis der Gyan Mudra seinem geistigen Frieden dient. Wenn er beginnt, die Mudra zu praktizieren, wird sie ihm bei der Überwindung seiner Sucht eine große Hilfe sein.

2. Stark aphrodisische Gedanken können kontrolliert werden.

3. Die Praxis der Gyan Mudra kann einen Atheisten in einen gläubigen Menschen verwandeln.

4. Denker, Wissenschaftler und Forscher, die Probleme bei ihrer Arbeit haben, können mit der Gyan Mudra positive Veränderungen herbeiführen. An dem Tag, an dem die Welt die wahren Geheimnisse der Gyan Mudra einmal erkennt und die Menschen beginnen, sie regelmäßig zu praktizieren, ist der Anfang vom Ende des Terrorismus gekommen. Schon bald darauf wird eine umfassende Friedensherrschaft etabliert sein. Mit dem Heraufdämmern von Wahrheit, Gewaltlosigkeit, Tugendhaftigkeit und Frieden wird Spiritualität über die Welt herrschen. Diese höchste Mudra besitzt die Fähigkeit, sowohl dem äußeren als auch dem inneren Umfeld ein unbeschreiblich hohes Maß an Fortschritt zu bringen.

Die Gyan Mudra ist ein Wunder. Sie kann im menschlichen Gehirn eine Effizienz erzeugen, die selbst dem fortschrittlichsten Computer weit überlegen wäre. Dies hängt aber allein von der regelmäßigen Praxis und der vollkommenen Hingabe des Übenden ab, denn ohne sie wäre jegliche Wirkung zunichte gemacht. Lassen Sie uns die Praxis der Gyan Mudra also uneingeschränkt zu einem Teil unseres täglichen Lebens machen, damit unsere Stellung in der Gesellschaft gestärkt und verbessert wird.

Anmerkungen

1. Für alle Schüler ist die Gyan Mudra eine wunderbare Gottesgabe. Sie verbessert auf eine beispiellose Weise ihr Gedächtnis und ihre Konzentrationsfähigkeit.

2. Wenn Menschen, deren geistiges Gleichgewicht gestört ist, dazu gebracht werden können, die Gyan Mudra zu praktizieren, dann gewinnen sie langsam, aber sicher, ihren geistigen Frieden und ihre geistige Ausgeglichenheit zurück.

3. Für Menschen, deren geistige Entwicklung aus dem einen oder anderen Grund zum Stillstand gekommen ist, kann die Praxis der Gyan Mudra von großem Nutzen sein. Sie beseitigt alle Hindernisse, die dem geistigen Fortschritt im Weg stehen.

4. Auch eine sündhafte Wesensnatur kann durch die kontinuierliche Praxis der Gyan Mudra reformiert werden.

5. Die Praxis der Gyan Mudra kann in sehr hohem Maße dazu beitragen, Reizbarkeit zu lindern und Rückzugstendenzen und geistige Depressionen zu beseitigen. Auch das harsche und hartherzige Wesen eines Menschen kann durch die kontinuierliche Praxis der Gyan Mudra besänftigt werden.

Die regelmäßige Praxis der Gyan Mudra über einen längeren Zeitraum kann in sehr hohem Maße dazu beitragen, die äußerst gefährliche Abhängigkeit von Drogen wie LSD, Morphium oder Kokain vollkommen zu überwinden. Von wesentlicher Bedeutung ist hier eine wirklich regelmäßige und beharrliche Praxis der Gyan Mudra.

Auch ein übermäßig starker Sexualtrieb kann durch eine regelmäßige Praxis der Gyan Mudra kontrolliert werden.

Die Besonderheit dieser Mudra besteht darin, dass sie unter den acht Mudras, die nach dem Gayatri-Japa[10] praktiziert werden, eine bedeutende Rolle spielt. Man glaubt, dass sie in einer besonderen Beziehung zum Gayatri-Japa steht.

---

10 *Japa:* Wiederholung eines heiligen Namens, Gebets oder Mantras als Form der Meditation

Vairagya Mudra

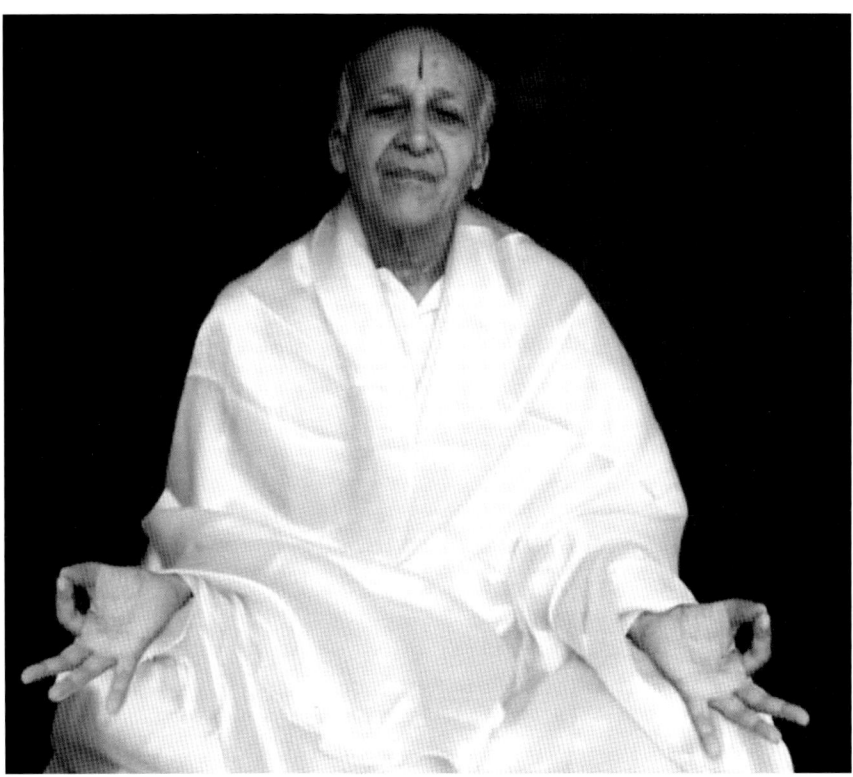

Die zweitwichtigste unter den heilenden Mudras ist sicherlich die Vairagya Mudra. Wie in der Abbildung gezeigt, wird sie praktiziert, indem man in einem gekreuzten Sitz (zum Beispiel Padmasana, Siddhasana, Swastikasana) oder einem anderen bequemen Asana sitzt. Dabei liegen beide Hände auf den Knien und nehmen die Gyan Mudra ein, das heißt, die Spitzen von Daumen und Zeigefinger liegen aneinander. Diese Mudra ist von vielen großen und allwissenden Mystikern und Weisen ebenfalls mit großer Hingabe praktiziert worden. Der Begründer der *Arya Samaj*, Swami Dayananda Maharaj, nahm fast immer die Vairagya Mudra ein, und auch heute sieht man viele spirituell orientierte Menschen und Anhänger anderer Religionen diese Mudra einnehmen, während sie ein Mantra rezitieren.

Auch die Vairagya Mudra ist eine Form der Gyan Mudra. Sie ist die nächste Stufe nach *Gyan* (dem Wissen). Das heißt, dass man die Bedeutung von *Vairagya* (Askese bzw. Enthaltsamkeit) erst verstehen kann, nachdem man Wissen (*Gyan*) erworben hat. Deshalb wird im Anschluss an die Grundform der Gyan Mudra deren zweite Stufe, die Vairagya Mudra, praktiziert, um *Vairagya* (Askese) zu erlangen. Die Praxis der Vairagya Mudra versetzt den inneren Körperbau und vor allem die winzigen Sinnesnervenzellen im Gehirn des Übenden auf eine ganz besondere Weise in Schwingung. Infolgedessen wird das erworbene Wissen nicht nur bewahrt und entwickelt, sondern es dämmert ein eigentümliches Verstehen auf, das als *Vairagya* bezeichnet wird. Es zeigt, dass Körper, Seele und Geist des Übenden mit der Weisheit von *Vairagya* erleuchtet werden können, wenn er über ein ausreichend hohes Maß an *Gyan* verfügt. Um diese Form der Weisheit zu erlangen, ist die oben beschriebene Vairagya Mudra nicht nur von großer Bedeutung, sondern auch eine immens große Hilfe. Die kontinuierliche Praxis dieser Mudra bewirkt, dass der Übende allmählich von spirituellen Gedanken und Gefühlen erfüllt wird und ein Gefühl der Verbindlichkeit für seine Aufgaben, seine Pflichten und seine Verantwortung entwickelt.

Der Lehre des *Satguru* in der Gita zufolge kann der Yoga, der als selbstloser (d. h. frei von Begierde) Karma-Yoga definiert wurde, durch das Studium der *Shastras*, durch Gemeinschaft oder durch zurückgezogene Meditation erlangt werden. An dieser Stelle ist zu erwähnen, dass der Übende durch die fortgesetzte, regelmäßige Praxis der Vairagya Mudra über einen längeren Zeitraum auch ohne Lehre oder das Studium der *Shastras* zur Erleuchtung und zu hohen Idealen selbstloser Hingabe gelangen kann. Selbstlose Hingabe an die Pflicht ist die Feuerprobe für *Vairagya*. Shri Krishna beschreibt in seiner Lehre in der Bhagavad Gita ausführlich, was man unter selbstloser Hingabe an die Pflicht versteht.

Wenn der Übende wirklich verstanden hat, was selbstlose Hingabe an die Pflicht bedeutet, gelangt er in einen zutiefst eigentümlichen

Zustand, der dem einer Lotosblume ähnlich ist, die in einem schlammigen Teich wächst. Ungeachtet der Tatsache, dass er in seiner häuslichen Welt lebt und seine materiellen und weltlichen Pflichten unermüdlich erfüllt, bleibt der Praktizierende im selbstlosen Dienst und in der selbstlosen Hingabe an die Pflicht mit Hilfe der Gyan Mudra gleichzeitig losgelöst und erlangt die Bedeutung so großer Männer wie Maharaj Janak, Balyogi Sukhdevji Maharaj oder Swami Ramakrishna Paramahansa.

Die Vairagya Mudra ist ein echtes Wunder. Ihre außergewöhnliche Funktionsweise und heilsame Wirkung können durch unermüdliche Praxis erlebt und erfahren werden. Die obige Schilderung der Vairagya Mudra mag einige Leser zu dem Glauben verleiten, dass ihre Praxis das Leben des Übenden stumpfsinnig, hohl und leblos macht. Genau das Gegenteil ist der Fall. Die Praxis der Vairagya Mudra bewirkt, dass Depressionen, mangelndes Interesse am Leben und Gefühle der Leere verschwinden. Halbherzigkeit, Unentschlossenheit und Unwissenheit lösen sich auf. Wahres Wissen dämmert auf, und mit ihm gehen das wahre Verstehen der Kontemplation und das Wissen um das Freisein von der Nichtigkeit weltlicher Begierden einher. Es ist von grenzenloser Ekstase erfüllt. Der Übende wird die materielle Welt körperlicher Unwissenheit niemals wieder betreten wollen, wenn er einmal von dem köstlichen Nektar gekostet hat, der mit der Praxis der Vairagya Mudra verbunden ist. Durch die Praxis der Vairagya Mudra können Aspiranten, Yogis und Asketen die Schwelle göttlichen Wissens erreichen, wie es in den *Shastras* beschrieben steht.

Die Praxis dieser Mudra öffnet das innere Auge des Praktizierenden. Er sieht das Strahlen wahrer Erleuchtung durch die Erkenntnis des Höchsten Selbst und die weltliche Weisheit in Verbindung mit der Astronomie des unendlichen Universums.

Mangelt es dem Übenden bei seiner Kontemplation an Aufmerksamkeit, so kann er seinem zerstreuten Geist durch die Praxis der Vairagya Mudra Halt geben. Bhagwan Sri Krishna schildert in der Bhagavad Gita ausführlich die Oberflächlichkeit des zerstreuten menschlichen Geistes. Der Geist herrscht über die Organe und besitzt große Macht. Er kann, zumindest bis zu einem gewissen Grad, nur durch geeignetes Sadhana kontrolliert werden. In der Gita heißt es dazu: „Oh! Arjuna! Der Geist ist unstet, eigensinnig und verdorben. Es ist ebenso schwierig, den menschlichen Geist zu kontrollieren, wie es unmöglich ist, den Wind aufzuhalten."

Krishna sagt außerdem: „Oh! Machtvoller Arjuna, es ist eine ewige Wahrheit, dass der Geist unstet und dass es schwierig ist, ihn zu kontrollieren. Doch Arjuna! Mit Übung und mit Vairagya (Losgelöstheit) kann der Geist unter Kontrolle gebracht werden."

Weiterhin sagt Krishna: „Oh! Arjuna! Für den, der seinen Geist nicht kontrollieren kann, ist es sehr schwer, Yoga (die Vereinigung mit der universellen Seele) zu erlangen, doch der, der nach Yoga strebt, nachdem er gelernt hat, seinen Geist zu kontrollieren, der kann Yoga erreichen."

Dies beweist, dass der Geist des Übenden nach dem Erwerb von Weisheit durch Vairagya, wenn dem Übenden das durch Vairagya erworbene Wissen aufdämmert, von allein friedvoll wird. Deshalb ist es also von grundlegender Bedeutung, die Vairagya Mudra zu praktizieren. Mit unbeirrter Entschlossenheit und regelmäßiger und aufrichtiger Praxis kann der Übende die Fähigkeit erlangen, ein Yogi zu werden. Die gewissenhafte Praxis der Vairagya Mudra vermittelt ihm das Gefühl, ein Asket hoher Ordnung zu sein, und er kann die unbeschreibliche Begeisterung einer höchsten Seele genießen. Es ist diese hohe Ordnung der asketischen Hingabe, deretwegen die Vairagya Mudra eine so einzigartige Stellung einnimmt.

Ein Devot muss diese Mudra praktizieren, wenn er eine solch hohe Ordnung von *Vairagya Roopi Gyan* (Weisheit oder Wissen in Form von Losgelöstheit) erlangen will. Um den selbstlosen religiösen Beitrag, den die Bhagavad Gita zur Reinigung der Seele leistet, wirklich zu verstehen, ist Sadhana von grundlegender Bedeutung.

Wenn man die Gita und die Theologie der Veden in vollem Umfang begreifen will, ist die Praxis der Vairagya Mudra absolut unerlässlich. Die Praxis der Vairagya Mudra wird Ihnen den Schlüssel zu zahllosen Rätseln und Geheimnissen des Lebens schenken. Die Geheimnisse des Geistes und der Seele und noch unzählige weitere Geheimnisse der Welt werden Ihnen offenbart werden. Sie werden Ihre Klugheit strahlen lassen, Ihre Seele erhellen und die Begrenzungen Ihres Geistes befreien.

Probieren Sie es aus! Die Praxis der Vairagya Mudra wird eine ganz wunderbare Veränderung in Ihrem Leben bewirken. Sie lernen, das Leben zu genießen und Gefühle des Losgelöstseins (*Vairagya Yukti*) zu erlangen. Praktizieren Sie die Vairagya Mudra, und Sie werden unendliche Freude erfahren.

Heutzutage sind die Menschen tief in weltliche Belange von Wohlstand, Ansehen und Geltung verstrickt. So wie eine große Maschine durch das Entstehen eines Defekts nicht mehr richtig funktioniert, so hat auch das Entstehen eines Übermaßes an weltlicher Verwicklung im Geist zu einem Defekt geführt. Wie kann man diesen Defekt reparieren? Bei der Maschine gibt es immer ein Teil, das man austauschen, oder einen Schalter, mit dessen Hilfe man den Defekt beseitigen kann. Auf ganz ähnliche Weise hat der hoch entwickelte Mechanismus des menschlichen Gehirns den Makel von Gier und Eitelkeit entwickelt, der nur durch das Werkzeug der Vairagya Mudra bereinigt werden kann, um die gewünschten Ergebnisse zu erzielen. Die Praxis dieser Mudra trägt auf jeden Fall in einem hohen Maße dazu bei, die durch Gier und Eitelkeit hervorgerufene Dunkelheit zu vertreiben.

Die Vairagya Mudra gilt als die dritte der acht Mudras, die nach dem Gayatri-Japa durchgeführt werden, zu dem sie eine unendlich tiefe Beziehung hat.

Abhaya Mudra

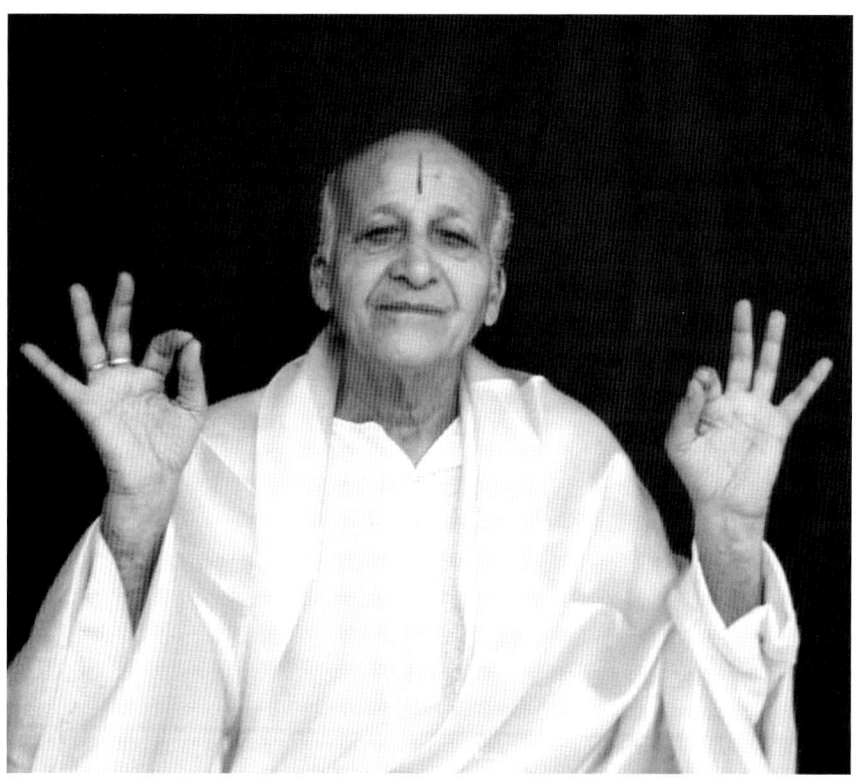

Bei der Abhaya Mudra werden beide Hände bis in Höhe des Kopfes erhoben. Wie in der Abbildung dargestellt, berühren sich die Spitzen von Daumen und Zeigefinger (wie in der Gyan Mudra). Die kleinen Finger weisen nach außen. Dies ist die Abhaya Mudra. Im Geist und im Herzen des Praktizierenden vermag sie äußerst positive Veränderungen hervorzurufen. Die Medizinwissenschaft des Ayurveda hat beobachtet, dass außerdem auch die Zellen des menschlichen Gehirns auf eine positive Weise beeinflusst werden. Um wirklich bedeutsame Ergebnisse zu erzielen, muss diese Mudra jedoch über einen ausreichend langen Zeitraum praktiziert werden.

Normalerweise ist es so, dass der Übende zuerst ein bestimmtes Maß an Wissen erlangt. Nachdem er dieses Wissen integriert und ein hohes Maß an Weisheit gewonnen hat, wird Vairagya (Losgelöstheit) geboren. Während der Praxis von Vairagya Sadhana reift sie allmählich heran, und der geistige Zustand des Übenden verändert sich auf eine erstaunliche und wunderbare Weise, die eine tiefgreifende Entwicklung mit sich bringt. In diesem freudigen Zustand von Vairagya erlangt der Mensch die Eigenschaft von Abhaya (Furchtlosigkeit). Der Mudra-Wissenschaft zufolge stellt dies eine besondere Form von Sadhana dar, das diese Veränderungen im menschlichen Geist durch ein festes Muster von aufeinander aufbauenden Erkenntnissen bewirkt. Dies bedeutet wiederum, dass der Praktizierende die fortschreitenden Stufen von Gyan (Wissen), Vairagya (Losgelöstheit) und Abhaya (Furchtlosigkeit) nacheinander durchlaufen muss. Um noch höhere Stufen zu erreichen, müssen auch *Paradhyana Sadhana* und andere Mudras und Sadhanas in dieser Reihenfolge praktiziert werden. Das Sadhana der Mudras selbst ist ebenfalls eine wunderbare Sache. Die indischen Seher haben schon sehr früh die innere und äußere Physiologie des menschlichen Körpers eingehend erforscht und viele Dinge entdeckt. Auch die Abhaya Mudra ist das Ergebnis dieser Forschungen und langer Meditationen der Rishis.

Wenn die Abhaya Mudra über einen längeren Zeitraum regelmäßig praktiziert wird, dann erlangt der Übende ein beispielloses Maß an Furchtlosigkeit. Er wird mutig, tapfer und heldenhaft. Wer diese Mudra praktiziert, der fürchtet sich vor gar nichts, nicht einmal vor Yamraj (dem Engel des Todes). Die Angst vor dem Tod belastet ihn in keiner Weise. In der Vergangenheit haben viele weise Männer diese Mudra praktiziert, um in einen Zustand der Furchtlosigkeit zu gelangen. Ein wunderbares Beispiel für Furchtlosigkeit ist der Junge Nachiketa, von dem es in den Upanishaden heißt, dass er unendliches Wissen besaß und Yamraj, dem Herrn des Todes, entgegen trat. Um auch bei den gewöhnlichen Menschen Furchtlosigkeit oder Abhaya zu verbreiten, machten die Weisen es zu einer Regel, dass nach der Rezitation des Gayatri-Japa regelmäßig diese Mudra praktiziert werden musste. Weil die Gebete dreimal am Tag gesprochen wurden und das Gayatri-Japa ein fester Bestandteil dieser Gebete war, wurden dreimal täglich nach dem Gayatri-Japa also alle Mudras, einschließlich dieser Mudra, praktiziert. Die frühen Seher waren sehr klug. Um die Menschen zu erleuchten und dazu zu bringen, diese wichtige Pflicht regelmäßig zu wiederholen, stellten sie ganz einfach die Regel auf, dass 24 Mudras vor und 8 Mudras nach dem Gayatri-Japa praktiziert werden mussten. Damit maßen sie der Praxis dieser Mudras sogar noch eine größere Bedeutung bei als dem Gayatri-Mantra selbst.

Dies beweist also, dass Mudras ein gut erforschtes und anerkanntes Mittel sind, um eine revolutionäre Veränderung und ein Erwachen bei den Menschen zu bewirken. Wer die Abhaya Mudra praktiziert, der entfaltet in besonderer Weise die Tugenden von Aufopferung und Güte. Opfer können aber nur von den Menschen gebracht werden, die über Wissen (Gyan) verfügen, zur Entsagung (Vairagya) neigen und furchtlos (Abhaya) sind.

Neben den großen Sehern Indiens werden auch die Namen von Heiligen anderer Religionen erwähnt. Das unanfechtbare Zeugnis für die Abhaya Mudra wird hier in einer herausragenden Weise demonstriert. Auch Sie können die Abhaya Mudra in Ihren Alltag integrieren und die Furchtlosigkeit genießen, die sie bewirkt.

Wer diese Mudra praktiziert, der wird automatisch von allen Krankheiten geheilt, die mit dem Gewebe rund um die Bänder zusammenhängen. In der Welt von heute, in der es so viele Unfälle, Unsicherheiten, Sorgen und Ängste gibt, wird diese Mudra sich als sehr hilfreich erweisen. Die meisten Menschen machen sich Sorgen um Probleme in ihrem Leben und haben Angst, sich ihnen zu stellen. Die Abhaya Mudra kann ihnen diese Ängste und Befürchtungen nehmen.

Dhyan Mudra

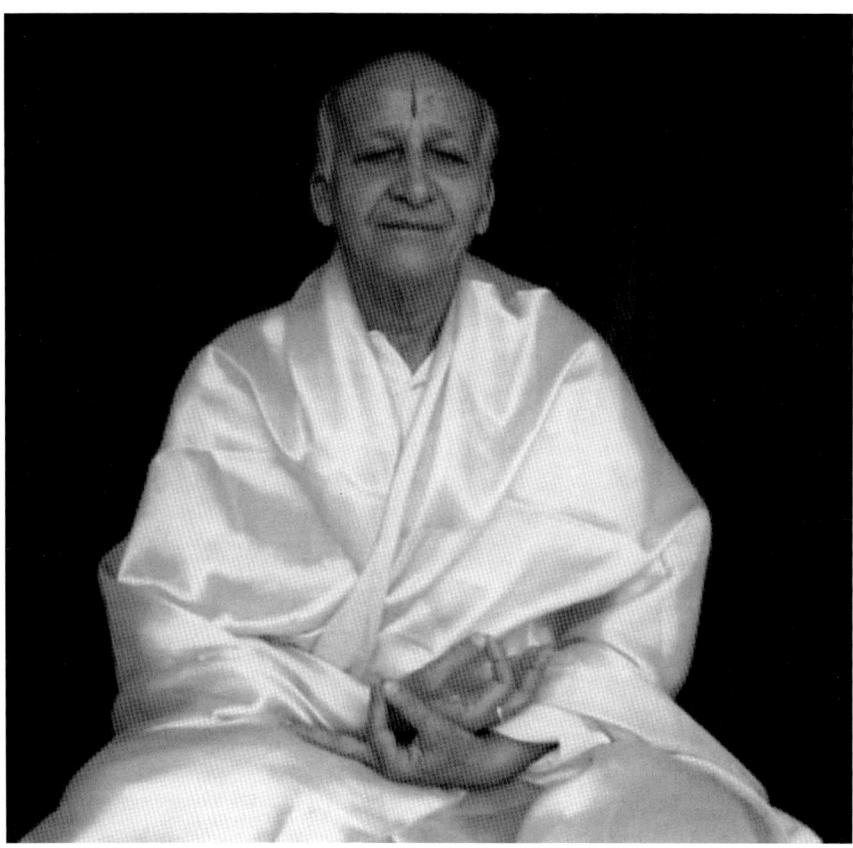

Um die Dhyan Mudra zu praktizieren, sollte der Übende einen gekreuzten Yoga-Sitz einnehmen, wie in der Abbildung gezeigt. Die
Hände sind zur Gyan Mudra geformt und liegen im Schoß. Bei der
Gyan Mudra berühren sich, wie bereits erklärt, die Spitzen von Daumen und Zeigefinger. Mit Hilfe der Dhyan Mudra kann der Übende
sich auf den Weg der spirituellen Erkenntnis begeben und, nach kon-

sequenter Praxis und Meditation, allmählich ein hohes Maß an Konzentration erreichen. Durch die Praxis der Dyan Mudra wird die Kontemplation leichter, und mit ihrer Hilfe kann der Übende rasch zur höchsten Stufe des geistigen Weitblicks gelangen, der dem Yoga zufolge in der Fähigkeit besteht, die verschiedenen hohen Stufen der Kontemplation zu erfahren. Für die Praxis von Dhyana ist diese Mudra von ganz wesentlicher Bedeutung. Durch die regelmäßige und beharrliche Praxis der Dyan Mudra kann der Übende zu einem wahren Yogi (Yoga-Yukta) werden.

Das gesamte Nervenzentrum des menschlichen Geistes kann durch diese Mudra mühelos zu vollkommenem Frieden und vollkommener Gelassenheit finden. Demzufolge können Schlaflosigkeit, Gleichgültigkeit, extreme Besorgtheit, Halluzinationen, schlechte Träume, Gedächtnisverlust, Vergesslichkeit, Reizbarkeit, Frust, Depressionen und viele andere Leiden des Geistes mit Hilfe dieses höchsten Wissens geheilt werden, ohne dass es äußerer Hilfsmittel oder einer medikamentösen Behandlung bedarf. Diese Form von Dhyana Yoga kann *Paradhyana Sadhana* zufolge nur in diesem Mudra-Sitz praktiziert werden, wobei im Geiste das *Om* gezählt wird. Dann besänftigt die Dyan Mudra alle Störungen des mentalen Nervenzentrums. Wer diese Mudra übt, erlangt einen Zustand des glückseligen Friedens und der vollkommenen yogischen Glückseligkeit. Ihre Früchte sind vollkommenes Glücklichsein und tiefer geistiger Friede. Es ist nicht nur schwierig, sondern geradezu unmöglich, alle Vorteile zu beschreiben, die mit Hilfe der Dyan Mudra erreicht werden können.

Diese Vorteile haben bereits die indischen Seher und Devoten der Vergangenheit bei ihrer fortwährenden Meditation und Hingabe genossen. Sie haben uns das Wissen vermittelt, mit dessen Hilfe wir unserem Leben einen größeren Sinn geben können. Die Dyan Mudra besänftigt und beseitigt indirekt körperliche und geistige Störungen. Damit kann sie in hohem Maße dazu beitragen, den Praktizierenden auf eine höhere Stufe der Selbsterkenntnis zu führen. Die vielen Geheimnisse des Dhyana Sadhana können ohne die Praxis dieser Mudra nicht offenbart werden. Wenngleich es an dieser Stelle vielleicht nicht notwendig ist, sei doch darauf hingewiesen, dass die Dhyan Mudra in Verbindung mit einigen anderen Mudras immer wieder praktiziert werden muss, um die sichtbaren und unsichtbaren Zustände der Meditation zu erreichen.

Die Praxis von Dhyan Mudra, Yoga und Dhyana Sadhana wird Sie zweifellos zur höchsten Freude der Kontemplation führen.

Aus medizinischer Sicht kann die Dhyan Mudra hilfreich sein, um sowohl hohen als auch niedrigen Blutdruck zu normalisieren.

Wer die Dyan Mudra dreimal täglich praktiziert, der heilt sich von Herzschwächen und Herzleiden. Auch geistige Schwächen und die komplexen Krankheiten von Sehnen und Blutgefäßen können mit Hilfe der Dhyan Mudra behoben werden.

Vayu Mudra

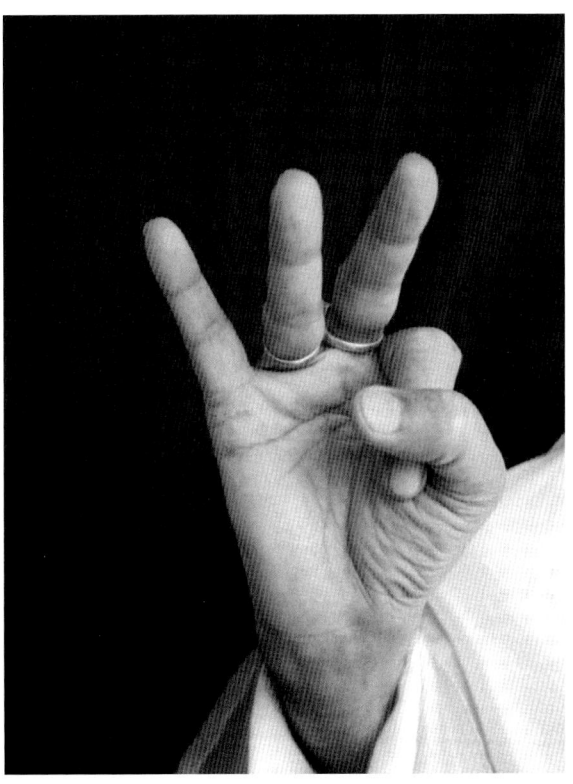

Wenn das Element Luft – eines der fünf Elemente – im Körper zu-
nimmt, machen Störungen und Krankheiten, die mit diesem Element
in Zusammenhang stehen, sich auf unangenehme Weise bemerkbar.
Wie in der Abbildung gezeigt, wird bei der Vayu Mudra die Spitze
des Zeigefingers an den Daumenballen gelegt, und der Daumen
drückt ganz leicht auf den Zeigefinger. Viele schwere, oft unheilbare Leiden können durch die Vayu Mudra geheilt werden. Die Vayu
Mudra wirkt und heilt langsam, jedoch beständig. Viele Krankheiten

und Störungen im Gleichgewicht des Elements „Luft" im Körper werden in Ordnung gebracht und allmählich geheilt. Nach den Regeln der ayurvedischen Medizin trägt das Element Luft dazu bei, Schmerzen vielfachen Ursprungs zu beseitigen. Durch die regelmäßige Praxis der Vayu Mudra tritt auch bei Lähmungen (die den Körper zum Teil oder auch ganz betreffen können) und ähnlichen gefährlichen Leiden eine spürbare Verbesserung des Zustandes ein. Wenn ein gelähmter Mensch sich in Kombination mit anderen Naturheilverfahren einer Behandlung mit Yoga-Massagen – von denen es zwölf Formen gibt – unterzieht und zudem über einen langen Zeitraum rund um die Uhr Vayu Mudra praktiziert, wird er eine merkliche Verbesserung seines Zustandes beobachten. Die Praxis der Vayu Mudra in Verbindung mit *Paradhyana* (Meditation mit dem Ziel der Erkenntnis des Höchsten Selbst) lässt bereits nach sehr kurzer Zeit eine unerwartete Verbesserung spürbar werden.

Diese Mudra wirkt auf eine ganz wunderbare Weise. Bei der Parkinson-Krankheit, einem Nervenleiden, bei dem Körper, Kopf, Hände und Beine des Patienten andauernd und unkontrollierbar zittern, wurde durch die kontinuierliche Praxis der Vayu Mudra eine erhebliche Verbesserung beobachtet.

An Gicht leidende Menschen, die über längere Zeit die Vayu Mudra in Verbindung mit Yoga-Massagen praktiziert haben, haben festgesellt, dass ihr Zustand sich merklich bessert. Beim Praktizieren von Mudras gibt es keinerlei Beschränkungen im Hinblick auf die Einnahme von Medikamenten. Der Patient kann, wenn er möchte, auch weiterhin die Medikamente einnehmen, die sein Arzt verordnet hat. Es ist nicht notwendig, an dieser Stelle ausdrücklich darauf hinzuweisen, dass alle Störungen und Krankheiten, die durch das Element Luft im Körper hervorgerufen werden, mit Hilfe dieser Mudra geheilt werden können. Wenn jemand Probleme damit hat, Magenschmerzen oder eine andere durch Luft verursachte Krankheit zu heilen, sollte er zusätzlich zur Vayu Mudra auch die Pran Mudra praktizieren. Manchmal kann es sein, dass eine Krankheit fortbesteht, weil ihre Ursache nicht allein das Element Luft, sondern auch ein Mangel an Lebensenergie ist. In diesem Fall kann die Pran Mudra verlorene Lebensenergie zurückbringen, ohne dass die Einnahme von Medikamenten notwendig ist, und die Praxis der Vayu

Mudra lässt die Krankheit abklingen. Auch zur Überwindung einiger komplizierter (chronischer oder akuter) Krankheiten sollte die Pran Mudra zumindest eine Zeit lang gemeinsam mit der Vayu Mudra praktiziert werden.

Ein Ungleichgewicht des Elements Luft im Körper kann zudem eine der Ursachen für Herzprobleme sein. Durch die Zunahme des Elements Luft kann es zur Trockenheit von Arterien kommen, die dadurch faltig werden. Die Vayu Mudra trägt in hohem Maße dazu bei, die Falten der Koronararterien zu glätten.

Mehr als fünf Prozent kann die Vayu Mudra auch zur Behandlung von Krankheiten wie Polio beitragen. Zur Heilung von Kopfschmerzen und Magenschmerzen ist sie aber weniger geeignet. Zur Behandlung dieser Krankheiten sind andere Mudras erforderlich. Die innere Reaktion der Vayu Mudra bewirkt, dass im Körpersystem des Patienten das Element Luft sehr schnell abnimmt. Die Vayu Mudra funktioniert deshalb besonders gut bei allen Krankheiten, die durch das Element Luft hervorgerufen werden. Nicht hilfreich ist sie, um Ohrenschmerzen zu heilen, da diese nicht durch das Element Luft verursacht werden. Sie wirkt nicht bei Schmerzen oder Krankheiten, die nicht auf das Element Luft zurückzuführen sind.

Diese Mudra muss jeden Tag mindestens 45 Minuten lang gehalten werden. Um eine bessere Wirkung zu erzielen und abhängig von der Schwere der Krankheit kann man sie auch mehrmals täglich und für längere Zeit halten.

Empfehlung: Während der Zeit, in der im elementaren Gleichgewicht der Natur äußere Veränderungen stattfinden, zeigt die Praxis der Vayu Mudra innerhalb von kurzer Zeit eine sehr gute Wirkung.

Pran Mudra

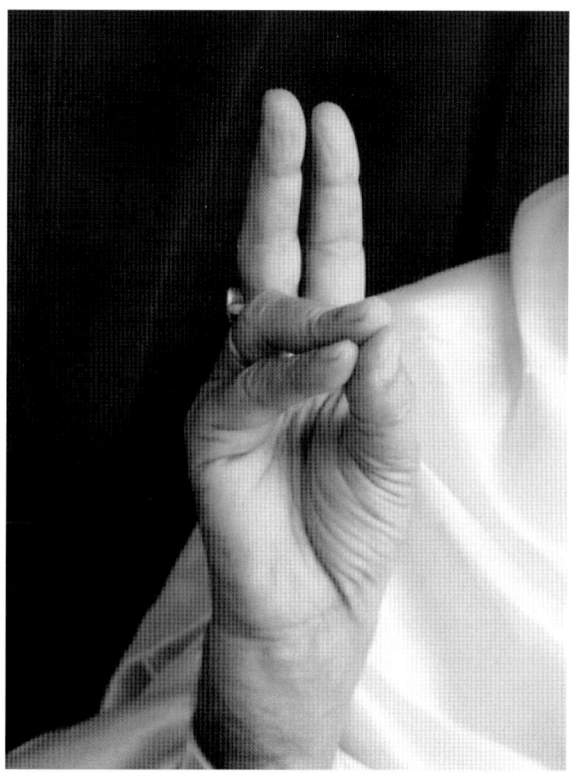

Die Pran Mudra wird gebildet, indem die Spitzen von Ringfinger, kleinem Finger und Daumen aneinander gelegt werden, wie in der Abbildung dargestellt.

Der menschliche Körper besteht aus fünf Elementen: Feuer, Luft, Erde, Wasser und Himmel oder Äther. Einer anderen wissenschaftlichen Theorie zufolge besteht der Körper außerdem aus fünf verschiedenen Formen von Prana und fünf verschiedenen Formen von Upaprana. Solange die fünf Pranas in einem angemessenen Verhältnis zueinander stehen, bleibt der Mensch gesund. Wenn ein bestimmter Prana aber zu- oder abnimmt, treten verschiedene, mit diesem Prana verbundene Krankheiten auf.

In den *Shastras*, Upanishaden und Büchern über Ayurveda und Meditation wird erwähnt, dass die Orte, an denen diese fünf Pranas im menschlichen Körper zu finden sind, sich auf vielfältige Weise und in unterschiedlichen Zusammenhängen auf unsere Gesundheit auswirken. Als wichtigster Prana gilt dabei Prana Vayu. Er ist im gesamten menschlichen Körper, vor allen Dingen aber in den Augen anwesend.

In den Upanishaden steht geschrieben, dass man den Prana anbeten müsse, der das Leben selbst ist. Die Anbetung des Prana beruhigt die Augen. Alle Schwächen der Augen werden beseitigt. Die Augen beginnen zu strahlen, und der gesamte Körper wird genährt und gestärkt.

Die Praxis und das Sadhana der Pran Mudra stärken und vertiefen den Prana (die Lebenskraft). Die verminderte Shakti (Energie) des Prana normalisiert sich wieder, und die Praxis der Pran Mudra trägt stark dazu bei, Schwächen und Krankheiten der Augen zu heilen. Die Pran Mudra unterstützt aber auch die schnelle Genesung von allen anderen Krankheiten, und der Patient erlangt seine Lebensenergie zurück. Viele Formen von Vitamin- und Enzymmangel im Körper werden beseitigt. Der Körper gewinnt Kraft und Energie. Die Praxis der Pran Mudra verbessert die Leistungsfähigkeit und lässt den Körper strahlen. Die Pran Mudra kann zusammen mit anderen Mudras praktiziert werden, denn ihre Funktion besteht unter anderem auch darin, alle anderen Mudras zu unterstützen.

Anmerkung: Bei einer Augenstarre oder wenn Funktion und Bewegungskraft der Augen geschwächt sind, kann man die Beweglichkeit der Augen wiederherstellen, indem man Daumen, Ringfinger und kleinen Finger aneinander reibt, während man die Pran Mudra ausführt.

Prithvi Mudra

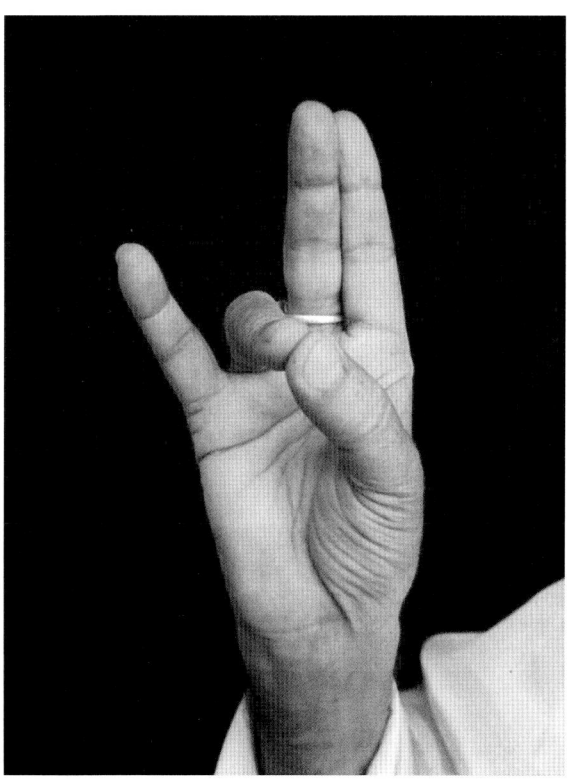

Wie in dieser Abbildung dargestellt, wird die Prithvi Mudra gebildet, indem man die Spitzen von Ringfinger und Daumen aneinanderlegt. Die Praxis dieser Mudra gleicht das verminderte Element Prithvi (Erde) im Körper aus, und Störungen, die auf einen Mangel an Prithvi zurückzuführen sind, werden beseitigt. Wenn grundlos Unregelmäßigkeiten im Körper eines Menschen auftreten, trägt die Prithvi Mudra dazu bei, sie zu regulieren. Die regelmäßige Praxis der Prithvi Mudra beseitigt einen Vitaminmangel im Körper und stellt sein natürliches Gleichgewicht wieder her. Viele Schwächen, die durch den Mangel des Elements Erde (Prithvi) hervorgerufen werden, können mit Hilfe dieser Mudra beseitigt werden.

Die Praxis der Prithvi Mudra verstärkt den Glanz und das Strahlen des Körpers, der den Elementen der Erde gleicht, und dadurch treten sattvische Wesenszüge wie Güte, Spiritualität und andere transzendente Eigenschaften zutage.

Die regelmäßige Praxis der Prithvi Mudra bewirkt, dass Engstirnigkeit weicht und Wesenszügen wie Großzügigkeit und Wohlwollen Platz macht. Der Gedankenprozess wird stabilisiert.

Die Praxis der Prithvi Mudra verleiht dem Übenden ein ungewöhnlich hohes Maß an Toleranz und Geduld. Eine besondere Wirkung dieser Mudra besteht darin, dass sie im Übenden die Leidenschaft für die Liebe und auch die Eigenschaft der Güte verstärkt. Die bedeutendste Eigenschaft der Prithvi Mudra liegt darin, dass sie dazu beiträgt, den Körper innerlich und äußerlich in einem gesunden und kraftvollen Zustand zu erhalten. Darüber hinaus setzt sie einen bemerkenswerten Prozess in Gang, der untergeordnete Elemente im Körper verändert und bereinigt. Die regelmäßige Praxis der Prithvi Mudra bewirkt, dass im Körper ein tiefes, natürliches Glücksgefühl zu strömen beginnt. Als besonderes Geschenk, das die Praxis dieser außergewöhnlichen Mudra mit sich bringt, beginnen in jedem Teil des Körpers neue Lebendigkeit und Freude, Tatkraft und Vitalität zu strömen.

Die Prithvi Mudra schützt das Leben des Übenden und verleiht ihm Kraft. Wer den Weg spiritueller Meditation geht, dem ist diese Mudra ein hilfreicher Freund. Gesunden Menschen verleiht sie unbeschreibliche Freude.

Surabhi Mudra

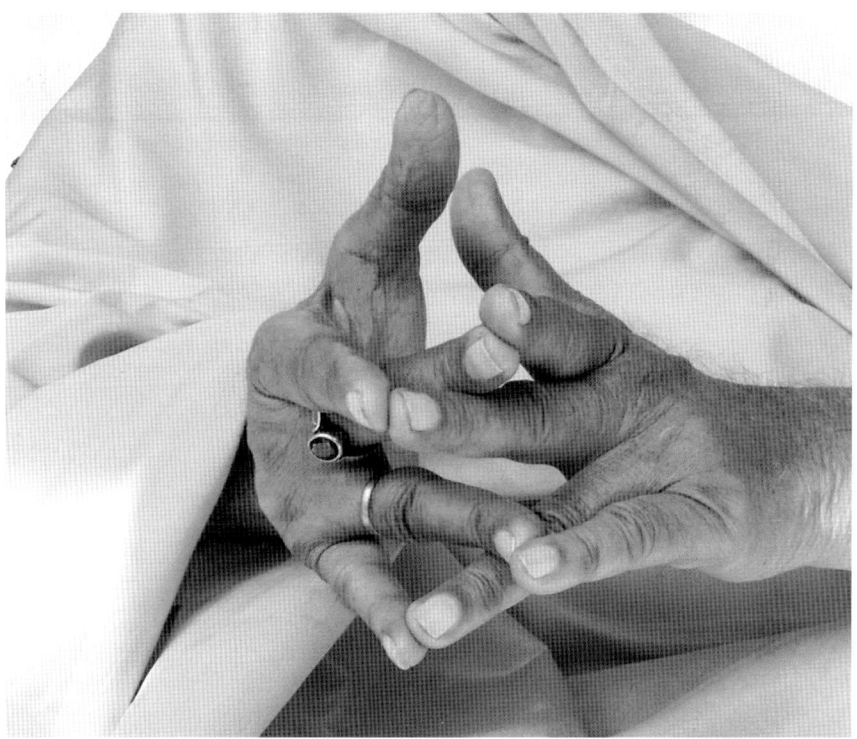

Wie in der Abbildung gezeigt, wird die Surabhi Mudra geformt, indem die Ringfinger beider Hände die kleinen Finger der jeweils anderen Hand und zugleich die Mittelfinger beider Hände die Zeigefinger der jeweils anderen Hand berühren. Die Surabhi Mudra wird auch als Dhenu Mudra bezeichnet. Da sie mit beiden Händen gebildet wird, kann die Surabhi Mudra normalerweise nicht im Gehen praktiziert werden, sondern muss im Sitzen – im Sadhana oder der Anbetung – durchgeführt werden. Der Wissenschaft der Mudras zufolge ist diese Mudra einzigartig, und ihre Wirkungen sind außergewöhnlich. Sie kann so wertvolle Veränderungen im Körper des Praktizierenden bewirken, wie es keine andere yogische, naturheilkundliche oder tattvische Praxis vermag. Die Surabhi Mudra kann Erfolg schenken wie die heilige Wunschkuh Kamadhenu. Durch die Praxis dieser Mudra kann der Praktizierende viel erreichen. Sie ist eine wunderbare yogische Praxis für alle Menschen, ganz gleich, ob es sich dabei um weltliche, spirituelle, kranke, gesunde, heilige oder ganz und gar normale Menschen handelt.

Der Lehre des Ayurveda entsprechend sollen Vata (Wind), Pitta (Galle) und Kapha (Schleim) unter Kontrolle gebracht werden. Die Surabhi Mudra ist die einzige Mudra, mit deren Hilfe jede Form von Ungleichgewicht in allen drei Systemen vollkommen mühelos und auf eine absolut natürliche und normale Weise kontrolliert und in ein Gleichgewicht gebracht werden kann.

Mit Hilfe der Surabhi Mudra können diese drei wichtigen Systeme des Körpers auf eine so sanfte und überlegene Weise ausgeglichen werden, dass die normale Funktion des sensiblen inneren Körpersystems dadurch nicht gestört wird. Keine andere Methode vermag die drei Systeme so mühelos in ein Gleichgewicht zu bringen. In dieser Hinsicht nimmt die Surabhi Mudra unter allen Mudras eine einzigartige Stellung ein.

Die regelmäßige Praxis dieser Mudra trägt auf ganz wunderbare Weise zu einem schnellen Fortschritt auf dem Yogaweg bei. Durch ihre Kraft manifestieren sich zahllose Geheimnisse. Es ist sehr schwer, die Segnungen der Surabhi Mudra mit Feder und Tinte angemessen zu preisen. Sie wird sogar von den in höchstem Maße erhabenen Heiligen und Asketen praktiziert, die den Gipfel des Yoga und der Meditation und die Weisheit des Ewigen schon beinahe erreicht haben. Die Yogis, die bereits auf einer sehr hohen Stufe der Entwicklung angekommen sind, empfinden sie als einen Segen auf ihrem Weg hin zur Vollkommenheit.

Die Asketen und Heiligen der früheren Zeit haben in ihrem der Wissenschaft, dem Yoga und der Meditation geweihten Leben die Surabhi Mudra sehr eingehend erforscht und dabei festgestellt, dass sie sowohl für den Yogi (der ein meditatives Leben führt) als auch den Bhogi (der in Sinnesfreuden oder materiellen Dingen schwelgt) eine unendlich große Hilfe ist. Die regelmäßige Praxis der Surabhi

Mudra bewirkt ein Gleichgewicht der Elemente im Körper, und das innere System wird mit neuer Energie aufgeladen.

Unter den Mudras, die vor und nach dem Gayatri-Japa ausgeführt werden, nimmt die Surabhi Mudra eine äußerst wichtige Stellung ein. Man sagt, sie allein sei wirksamer als alle Gayatri-Mudras zusammen.

Die Vorzüge der Surabhi Mudra bei der Anbetung der Götter, der Darbringung von Opfergaben und einer höheren Form tantrischen Sadhanas (mystische Hingabe) werden ganz besonders hervorgehoben. Viele Bücher über religiöse und häusliche Pflichten und Aufgaben verweisen neben anderen Mudras besonders auf die Surabhi (oder Dhenu) Mudra als den richtigen Weg der Anbetung. Allerdings verweisen diese Bücher nur aus einem religiösen Blickwinkel und zum Zweck der Einhaltung religiöser Rituale auf diese Mudra.

Die Surabhi Mudra vermag im Körper eines Menschen erhebliche gesundheitliche Veränderungen zu bewirken. Dies wird in keinem der oben genannten Bücher erwähnt. Durch eine Reihe von Experimenten und Beobachtungen haben wir jedoch festgestellt, dass diese Mudra besonders wirksam ist, wenn es darum geht, das Gleichgewicht von Vata, Pitta und Kapha wiederherzustellen.

Anmerkung: Wenn der Daumen beim Ausführen der Surabhi Mudra an die Basis eines Fingers gelegt wird, dann nimmt das dem jeweiligen Finger zugeordnete Element, wie bereits erklärt, im Körper des Übenden rasch zu. Wenn der Übende beispielsweise die Spitzen beider Daumen an die Basis der Mittelfinger legt, die den Himmel oder den Äther repräsentieren, dann nimmt dieses Element in seinem Körper rapide zu, während die anderen Elemente ihr normales Niveau behalten. Infolgedessen erreicht der Übende „Shunya", die Nullstufe. Wird diese Form der Surabhi Mudra über längere Zeit gehalten, kann es durchaus geschehen, dass der Praktizierende sein Hörvermögen verliert. Um es zurückzuerlangen, muss das Element „Äther" durch die Praxis anderer Mudras wieder vermindert werden. Diese Mudra, die es vermag, die Elemente des Körpers zu erhöhen oder zu vermindern, muss durch Experimente heute wieder neu erforscht werden. Ihre Praxis kann uns viele Geheimnisse offenbaren. Dies ist eine Mudra, über die wir in der nächsten Zeit noch viele wichtige Dinge erfahren werden.

Surya Mudra

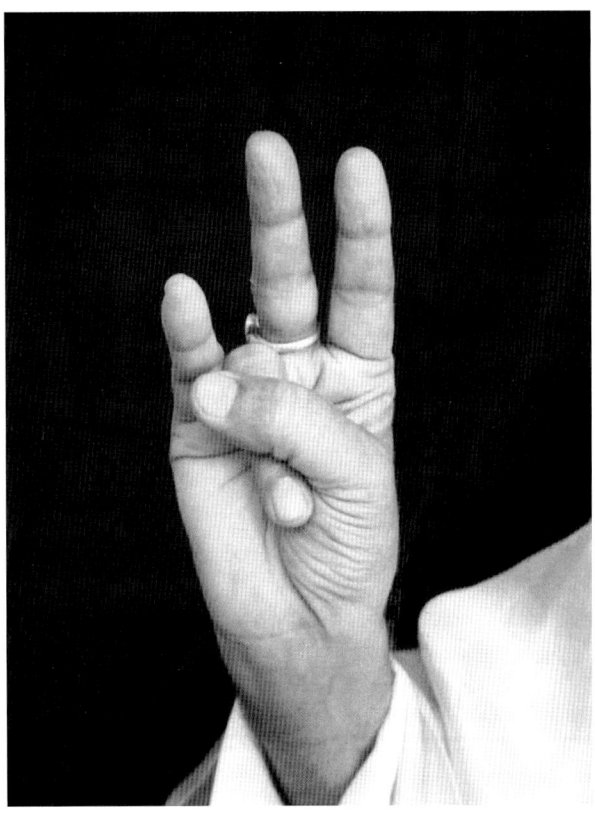

Die Surya Mudra wird gebildet, indem man, wie auf diesem Photo dargestellt, den Ringfinger an die Basis des Daumens legt und mit dem Daumen leicht auf den Ringfinger drückt.

Der Daumen repräsentiert das Agni (Element Feuer). In der Handlesekunst steht der Ringfinger für Surya (die Sonne), und im Ayurveda vertritt er das Element Erde. Aus beiden Fingern strömt wie eine Kraft elektrischer Strom.

In unserer Religion werden diese beiden Finger benutzt, um *Tilak* (ein religiöses Mal) auf die Stirn zu zeichnen. Geistige Schwere, die durch die Zunahme des Elements Erde im Körper hervorgerufen wurde, kann durch die Praxis der Surya Mudra behoben werden.

Darüber hinaus trägt diese Mudra dazu bei, die rapide Zunahme des Fettanteils im Körper um etwa 30 Prozent zu bremsen.

Varun Mudra

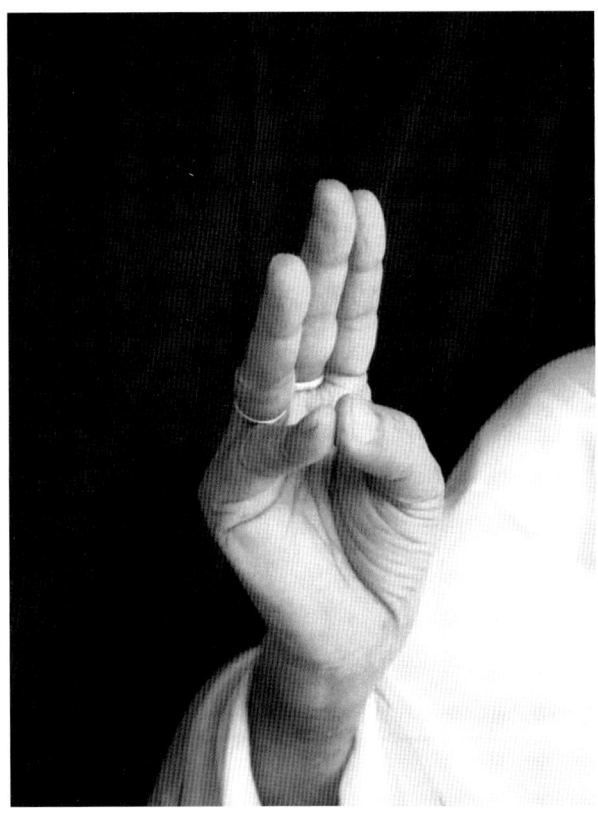

Die Varun Mudra wird gebildet, indem man, wie auf dem Photo dargestellt, die Spitze des kleinen Fingers und die Spitze des Daumens aneinanderlegt.

Die Praxis der Varun Mudra normalisiert das Element Wasser (*Jal*) im Körper und heilt viele Krankheiten und Leiden, die durch einen zu geringen Anteil dieses Elements verursacht werden. Die Verminderung des Elements Wasser trocknet den Körper aus. Dadurch wird der Körper matt. Er zieht sich zusammen und spannt, und der betreffende Mensch fühlt sich äußerst unwohl.

Auch das Blut wird verunreinigt. Die Praxis der Varun Mudra trägt in sehr hohem Maße dazu bei, jeden Mangel dieser Art zu beseitigen.

Die Praxis dieser Mudra verstärkt darüber hinaus die Schönheit des Körpers und vermindert seine Trockenheit.

Yoga – eine Disziplin

Atha Yoganushasnam.

Das Wort Yoga bedeutet, einfach übersetzt, „sich vereinigen". Yoga hat aber nicht nur einige wenige, sondern unendlich viele verschiedene Bedeutungen. Auf der ganzen Welt gibt es keine Wissenschaft und kein System, in dem der Yoga nicht seinem Zweck dienen würde. Das wichtigste und authentischste Buch über den Yoga, die Yoga Sutras von Patanjali, stellt bereits im ersten Satz fest: Yoga ist Disziplin.

Atha Yoganushasnam.

Der elementarste Grundsatz des Yoga ist die Disziplin. In allen Organisationen und Einrichtungen der Welt übernimmt dieses erste und grundlegende Prinzip des Yoga, die Disziplin, kühn die Lenkung aller Angelegenheiten. Allein durch dieses Prinzip bewegen sich die gesamte Welt und das Universum in der ihnen angemessenen Weise. Disziplin im Alltag ist ein wesentlicher Bestandteil des Prinzips einer gesellschaftlichen Ordnung. Das naturgegebene Wesen des gesamten Universums funktioniert sowohl in den großen als auch in den kleinen Dingen nach einem rätselhaften organisatorischen Schema. Die grundlegenden Elemente der Natur und des Kosmos arbeiten unaufhörlich nach einem yogischen Muster. Wenn die Elemente des Himmels oder der Erde nur geringfügig aus ihrer Ordnung gebracht werden, dann kann es durchaus geschehen, dass der gesamte Kosmos innerhalb weniger Sekunden zerstört wird.

Bis zu einem gewissen Grad ist es möglich, mit Hilfe der Wissenschaft des Yoga zu diesem natürlichen Ordnungsmuster zurückzukehren.

In der heutigen, von Wissenschaft und Technologie beherrschten Welt mit ihren atomaren Experimenten kann, zumindest bis zu einem gewissen Grad, eine spürbare Veränderung im natürlichen Muster der Umwelt eines bestimmten Ortes bewirkt werden. In früherer Zeit vermochten Wissenschaftler, Asketen, Heilige und Yogis mit ihrer starken Entschlossenheit und Willenskraft jedoch weit mehr zu erreichen. Große Wissenschaftler wie Maharshi Vishwamitra, dem man nachsagt, er hätte sogar die Fähigkeit besessen, eine völlig neue Welt zu erschaffen, verstanden die außerordentlich subtile Disziplin der Natur in all ihren Einzelheiten. Deshalb konnten sie durch ihre Entschlossenheit und ihre Willenskraft so viele Dinge in dieser Welt bewirken. Der vollendetste und angesehenste Rishi auf dem Gebiet der höchsten Wissenschaft der Gayatri ist Maharshi Vishwamitra. Er offenbarte das Gayatri-Mantra und den Yoga und entdeckte die äußerst subtilen und schnell wirkenden Gayatri-Mudras. Außerdem soll er die Wirkung des Gayatri-Mantras und der Mudras auf den menschlichen Körper und das Zusammenspiel der Mudras mit der sehr komplexen Funktionsweise der Natur beobachtet und eine wichtige Möglichkeit zur Erhöhung des „normalen" Menschen geschaffen haben, indem er seine Erkenntnisse in den *Shastras* niederschrieb.

Mudras sind ein eigenständiges Prinzip und ein eigenständiger Prozess. Mit Hilfe der Mudras werden die Elemente neu geschaffen oder geordnet, um die innere Funktion des menschlichen Körpers in ein Gleichgewicht zu bringen.

Die äußerst komplexen Formen und Kombinationen der fünf Finger lassen eine spezielle Form von Yoga entstehen, und durch diesen Yoga wird die neue Wissenschaft der Mudras geboren. Durch eine bestimmte Yogahaltung (Kombination) der Finger oder eine bestimmte Mudra kann mühelos eine Zunahme, Abnahme oder Normalisierung der Elemente erreicht werden. Mudras werden mit den fünf Fingern der menschlichen Hand in unterschiedlichen Haltungen und Kombinationen ausgeführt. Der Yoga-Terminologie zufolge ist das Wort Mudra damit umfassend definiert. Mudras selbst sind ein Zustand, eine eigenständige Form des Yoga.

Die Mudra-Praxis kann auch als Disziplin bezeichnet werden. Mudras geben nicht nur dem äußeren Körper eine unmittelbare, bestimmte Richtung, sondern bewirken auch im inneren Wesen des menschlichen Körpers Veränderungen, die zu winzigen, aber sehr wichtigen Umwandlungen im System führen können. Auch auf die Mudras ist die erste Yoga Sutra in vollem Umfang anwendbar.

Die Ausübung einer bestimmten Mudra kann im Körper bestimmte Veränderungen bewirken und besondere Zustände hervorrufen. Wenn der Übende sich an die Disziplin des Yoga Sadhana hält, dann manifestiert sein Körper im Laufe der Zeit eine rätselhafte Energie, die bewirkt, dass er enorm große Veränderungen durchmacht und sich eines hohen Maßes an Kraft und Glück erfreut. Die yogische Disziplin versetzt den Körper in eine bestimmte Bewegung. Einem wissenschaftlichen Prinzip zufolge fördert Bewegung die Konzentration, die ihrerseits den Geist erhellt. Eine disziplinarische, organisatorische Ordnung ist tatsächlich notwendig, um die Menschen zu ihrem Ziel zu bringen. Es ist in der Tat ein geheimer Zauber (Mantra). Organisierte und disziplinierte Menschen nutzen ihre Zeit und ihre Energie in einer guten und angemessenen Weise, und sie bewahren ihre Fähigkeiten. Misserfolge kreuzen ihren Weg nicht. Erfolgreiche Menschen sind stets ruhig und tolerant. Ihre Aktivitäten sind aufgrund der oben beschriebenen Eigenschaften von Erfolg gekrönt.

Menschen, die zur Disziplin nicht fähig sind, werden im Leben niemals erfolgreich sein. Sie sind nicht fähig, irgendeine Yoga-Praxis zu Ende zu bringen. Erfolg ernten nur die, die diszipliniert sind. Die Disziplin ist das A und O jeder Yoga-Praxis. An dieser Stelle ist durchaus die Bemerkung angebracht, dass wahres Vergnügen allein in der Disziplin liegt. Nur die Disziplin ist der Wächter, die Ehre, das Lob und das wahre Wesen unseres Lebens. Wer ein glückliches, strahlendes und erfolgreiches Leben führen will, der sollte die Elemente seines Körpers auf wohltuende Weise ordnen, indem er Mudras praktiziert. Mudras verbessern zweifelsohne nicht nur die Gesundheit, sondern verleihen, wenn sie über einen längeren Zeitraum praktiziert werden, auch eine geheimnisvolle geistige Kraft, die erfolgreich auch auf kleinen und kleinsten Stufen wirkt. Aus diesem Grunde wird in mystischen Büchern, die von übersinnlichen Kräften und Ritualen der Anbetung handeln, aber auch in Büchern über alltägliche Riten und Pflichten oft die Anweisung gegeben, für bestimmte Zwecke ganz bestimmte Mudras zu praktizieren.

Mudras sind ein wichtiger Zweig des wunderbaren yogischen Systems. Auch Sie können die Geheimnisse der Mudras erfahren und dadurch in Ihrem eigenen Leben und im Leben anderer Menschen ein hohes Maß an Disziplin und an Veränderung bewirken. Letzten Endes werden alle, die Mudras praktizieren, glücklich und erfolgreich sein.

Shunya Mudra

Weshalb hat die menschliche Hand eigentlich fünf Finger? Weshalb nicht weniger oder mehr? Man sagt, dass es sehr selten auch Menschen gibt, die sechs Finger haben, aber dieser sechste Finger ist absolut nutzlos. Der Mudra-Wissenschaft zufolge sind die fünf Finger der Hand eine Manifestation der fünf fassbaren und unfassbaren Elemente des Universums. Davon verkörpert der Mittelfinger (der gleichzeitig der längste Finger ist) das Element Himmel oder Äther. Die *Shastras* messen dem Element Äther eine große Bedeutung bei. Er wird als Brahma – Gott – bezeichnet. Die Nomenklatur des Äthers ist Shunya (das Unendliche, das Nichts, die Null). Die Verkörperung des Himmels oder des Äthers ist die Stimme. Die Stimme ist die Erzählung des Wortschatzes, die Sprache, die Rede. Das Element Äther findet sich überall auf der Welt. In jedem Teilchen der Natur ist es verborgen, und desgleichen auch in jeder Gewebezelle, jedem Knochen und jedem Tropfen Blut des menschlichen Körpers. Wird der Anteil des Elements Äther im Körper verändert, so kann dies zu einer Reihe verschiedener Krankheiten führen. Es kann eine Herzschwäche in Zusammenhang mit den Bindegewebsfasern des Herzens auftreten. Die Zunahme oder Abnahme des Elements Äther im Körper lässt zudem die Symptome vieler Geisteskrankheiten zutage treten. Der indischen Medizinwissenschaft zufolge hat das Element Äther eine ausgeprägte Beziehung zum Hören. Ein Anstieg des Elements Äther im Körper führt zu Ohrenschmerzen und anderen kleineren und größeren Leiden, die mit dem Hörvermögen zusammenhängen. In der indischen Medizinwissenschaft gibt es verschiedene Arten von Arzneien, um diese Krankheiten zu heilen.

Auch Yoga-Bücher verordnen Mudras zur Behandlung bestimmter Krankheiten. Dazu gehört auch die Shunya Mudra, eine sehr wertvolle Mudra. Wie auf der Abbildung gezeigt, wird die Shunya Mudra gebildet, indem der Mittelfinger die Basis des Daumens berührt und der Daumen leicht auf den Mittelfinger drückt. Diese Mudra beschleunigt den Verjüngungsprozess des menschlichen Körpers, der mit dem Element Äther einhergeht. Wenn die Shunya Mudra praktiziert wird, nimmt der Anteil des Elements Äther im Körper rasch ab. Diese Mudra zeigt bereits nach wenigen Minuten ihre Wirkung. Wenn Sie an Ohrenschmerzen leiden, lindert die Shunya Mudra diese Schmerzen sofort. Wenn man sie unmittelbar nach dem Einsetzen der Schmerzen mit beiden Händen ausführt, lassen die Ohrenschmerzen innerhalb weniger Minuten deutlich nach. Auch eine Reihe anderer Ohrenkrankheiten kann durch die Shunya Mudra positiv beeinflusst werden. Sie hilft allerdings nicht bei einer Infektion oder einer Wunde im Ohr.

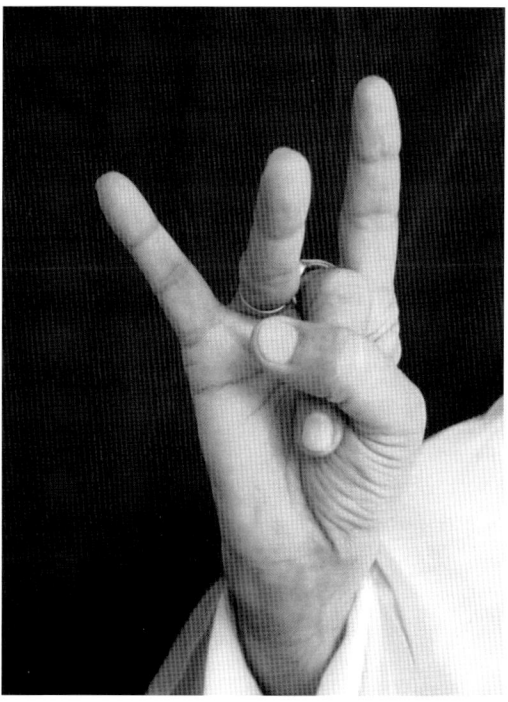

Wenn jemand, der an einer Hörstörung leidet, die Shunya Mudra über längere Zeit kontinuierlich und regelmäßig praktiziert, kann seine Hörschwäche geheilt werden. Falls die vollständige Heilung einer Krankheit der Ohren sich verzögert, sollte zusätzlich eine halbe Stunde lang die Vayu Mudra praktiziert werden. Dies führt mit Sicherheit zu einer deutlichen Besserung.

Unsere Umwelt ist heute sehr stark belastet. Wenn ein Ort in zu hohem Maße mit Schadstoffen belastet ist, die das Hörvermögen der Einwohner beeinträchtigen, und die Heilmittel der Medizinwissenschaft sich wegen dieses hohen Belastungsgrades als nicht wirksam erweisen, dann sollte die betreffende Person beginnen, die Shunya Mudra mit beiden Händen zu praktizieren. Viele Krankheiten der Ohren werden auf diese Weise mit Sicherheit geheilt.

Wenn aufgrund einer unheilbaren Erkrankung des Ohrs eine winzige Missbildung oder Krankheit eingetreten ist, die auch mit Hilfe von Präzisionsinstrumenten oder einer komplexen Operation nicht wieder zu beheben ist, kann die Shunya Mudra, sofern sie regelmäßig praktiziert wird, mit Sicherheit dazu beitragen, dieses komplexe Problem zu lösen. Einzige Voraussetzung ist, dass die Erkrankung durch den Anstieg des Elements Himmel bzw. Äther im Körper verursacht wurde. Nur in diesen Fällen zeigt die Shunya Mudra ihre Wirkung.

Sinhakrant Mudra
und Mahakrant Mudra

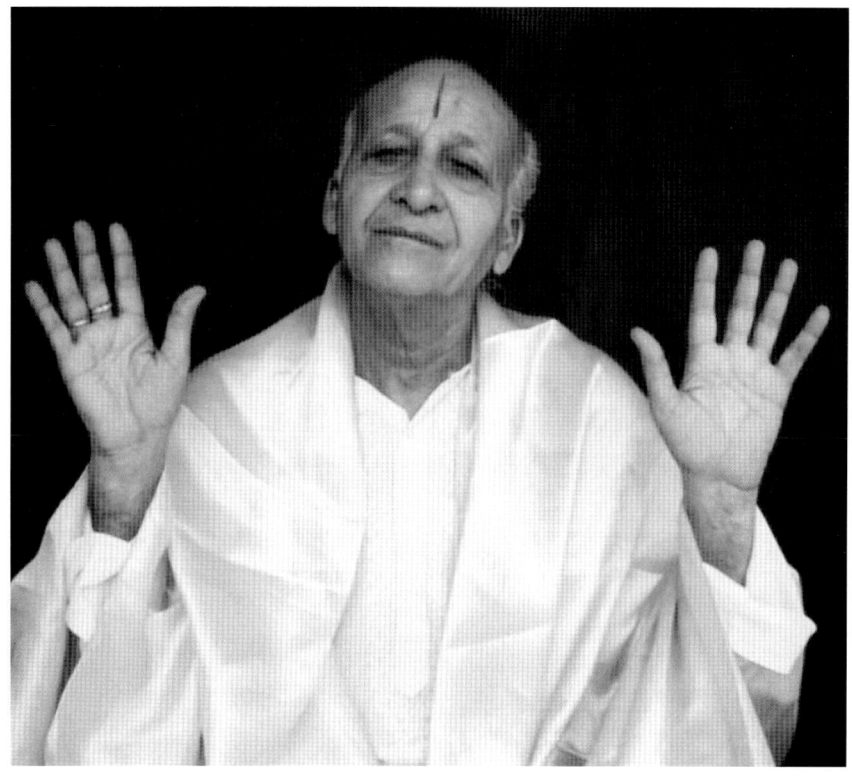

Wie auf dieser Abbildung dargestellt, wird die Sinhakrant Mudra ausgeführt, indem beide Hände seitlich bis in Höhe des Gesichts gehoben werden. Die offenen Handflächen weisen dabei nach vorne. Die so entstehende Haltung wird Sinhakrant Mudra genannt.

Die zweite Haltung ist die Mahakrant Mudra. Auch hier werden, wie unten gezeigt, beide Hände seitlich bis in Höhe des Gesichts gehoben. Die geöffneten Handflächen weisen dabei mit einem Abstand von etwa 15 bis 20 cm in Richtung der Ohren. Die so gebildete Haltung wird Mahakrant Mudra genannt.

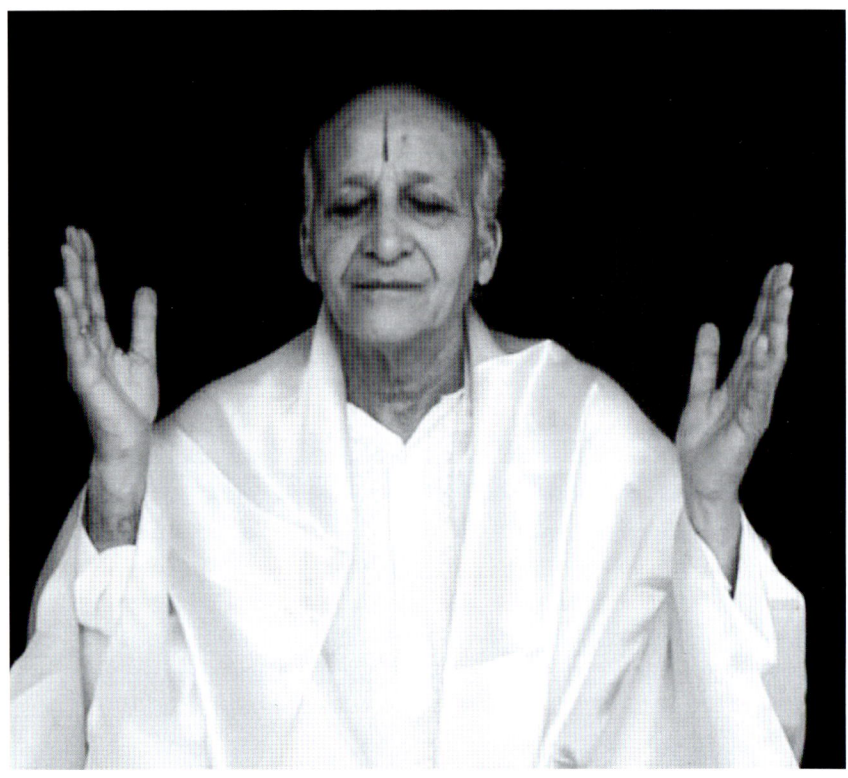

Beide Mudras vermitteln ein hohes Maß an Kraft und Stärke. Ihre Praxis verleiht der Persönlichkeit des Übenden eine besondere Anziehungskraft und lässt sie strahlen. Werden diese Mudras mehrmals täglich etwa 10 bis 15 Minuten lang praktiziert, dann spiegelt sich in der Geisteshaltung des Übenden eine besondere Form von spiritueller Aura wider.

Unter den Mudras, die in Verbindung mit dem Gayatri-Japa durchgeführt werden, nehmen diese beiden Mudras eine ganz besondere Stellung ein. Nach anhaltender und langer Praxis ist ihr wirklicher Einfluss zu erkennen. Auch andere Menschen können die Wirkung dieser Mudras wahrnehmen, die vor dem Gayatri-Japa praktiziert werden. Nach nur wenigen Sekunden spüren sie in ihrer Umgebung besondere Gefühle. Beide Mudras haben sich als wirksam erwiesen, wenn es darum geht, dem *Yoga Sadhana* besondere Kraft zu verleihen. Ich selbst habe dies bei meinen regelmäßigen täglichen Meditationen erfahren. Ihr strahlender Einfluss bleibt unverändert. Ihre Praxis erhöht die Herrlichkeit des Glücks und das strahlende Leuchten des Übenden.

Durch die fortgesetzte Praxis der Sinhakrant Mudra wird der Übende so mutig und mächtig wie ein Löwe. Wer diese Mudra gemeinsam mit der Mahakrant Mudra praktiziert, dessen Gesichtszüge erstrahlen in einem fortwährenden Leuchten.

Wenn der Übende die Hände während der Praxis von Sinhakrant und Mahakrant Mudra in einer bestimmten Entfernung und in einem bestimmten Winkel zum Gesicht hält und ein wenig zur Seite oder nach vorne und hinten bewegt, spürt er in den Bändern seiner Hände eine Art von magnetischem Zug. Man könnte auch sagen, dass sich in den wichtigen yogischen Kraftzentren unseres Körpers eine machtvolle, eigentümliche Schwingung entwickelt.

Pran Mudra und Apan Mudra

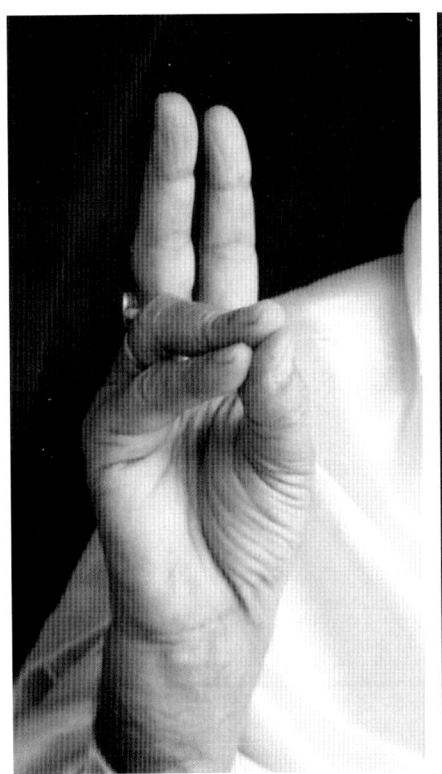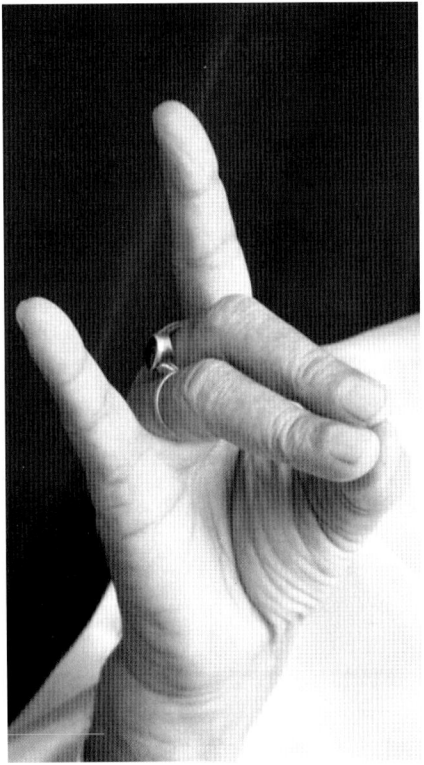

Die Pran Mudra genannte Haltung wird gebildet, indem – wie auf dem linken Bild gezeigt – die Spitze des Daumens und die Spitzen von Ringfinger und kleinem Finger einander berühren.

Die zweite Mudra, die Apan Mudra genannt wird, bildet man, indem man – wie auf dem rechten Bild gezeigt – die Spitzen von Daumen, Mittelfinger und Ringfinger aneinanderlegt. Diese beiden Mudras haben die wunderbare Kraft, dem menschlichen Körper ordnende und gesundheitsfördernde Eigenschaften zu verleihen. Die regelmäßige Praxis der Pran Mudra bewirkt, dass im gesamten Körper des Übenden die verbrauchte Lebensenergie rasch transformiert und verjüngt wird. Lebensenergie, die der Körper wegen natürlicher oder auch unnatürlicher Ursachen verloren hat, kann er durch die Praxis der Pran Mudra zurückerlangen. Wenn ein Mensch matt wird, weil er seine Lebensenergie verloren hat, dann gibt die Pran Mudra ihm diese verlorene Energie zurück. Darüber hinaus kann die Pran Mudra viele Augenprobleme beseitigen. Mit Hilfe der Apan Mudra kann man seinen Körper reinigen und von grundlegenden Störungen befreien.

Durch die Praxis der Apan Mudra findet im Körper des Übenden ganz allmählich eine elementare Reinigung statt. Sie lässt das Innere seines Körpers vor Sauberkeit und Reinheit erstrahlen. Die Apan Mudra reformiert den Körper des Übenden und wirkt sich in einer äußerst subtilen Weise gleichzeitig auch auf seine geistige Reinheit aus. Dies ist in einem so hohen Maße der Fall, dass man zweifelsohne feststellen kann, dass es dem Praktizierenden mit Hilfe der Apan Mudra gelingt, seinen Körper umfassend zu reinigen und zu erneuern.

Der indischen Medizinwissenschaft zufolge entwickeln sich viele Schwachpunkte im menschlichen Körper, wenn *Apana Vayu*[11] sich ungünstig verändert. Durch die Praxis der Apan Mudra können alle diese Schwachpunkte beseitigt werden. Wenn *Apana Vayu* sich ungünstig verändert, findet keine richtige oder vollständige Ausscheidung von Kot und Urin aus dem Körper mehr statt. Sogar die Fähigkeit des Körpers zur Absonderung von Schweiß ist gestört, und die Ausscheidung von Unreinheiten aus Mund, Nase, Ohr und Haut ist merklich reduziert. Um alle diese Schwachpunkte zu beseitigen, sollte die Apan Mudra praktiziert werden. Wenn jemand ungeachtet ärztlicher und medikamentöser Behandlung zwei oder drei Tage lang nicht urinieren kann, sollte er die Apan Mudra 20 bis 30 Minuten lang mit beiden Händen praktizieren. Innerhalb von kurzer Zeit wird der Urin zu fließen beginnen.

Anmerkung: Bei einer Prostatavergrößerung oder Blasensteinen ist diese Mudra weniger wirksam.

---

11 *Apana Vayu:* Name des absteigenden Lebenshauches

Frauen, die trotz vollendeter Schwangerschaft nicht entbinden können, sollten die Apan Mudra praktizieren. Sie kann in hohem Maße zu einer pünktlichen und mühelosen Entbindung beitragen. Wenn eine Frau einen Monat vor dem errechneten Geburtstermin damit beginnt, die Apan Mudra regelmäßig 5–10 Minuten lang zu praktizieren, kann die Entbindung normal und problemlos vonstatten gehen.

Jemand, der an Durchfall leidet, wie es bei der Cholera der Fall ist, sollte die Apan Mudra nicht praktizieren.

Eine yogische Analyse der Wirkung von Pran Mudra und Apan Mudra

Aus yogischer Sicht betrachtet, sind dies äußerst wichtige Mudras. Mit ihrer Hilfe erlangt der Praktizierende die Fähigkeit, wichtige yogische Stufen zu bewältigen. Durch die Kombination von Pran

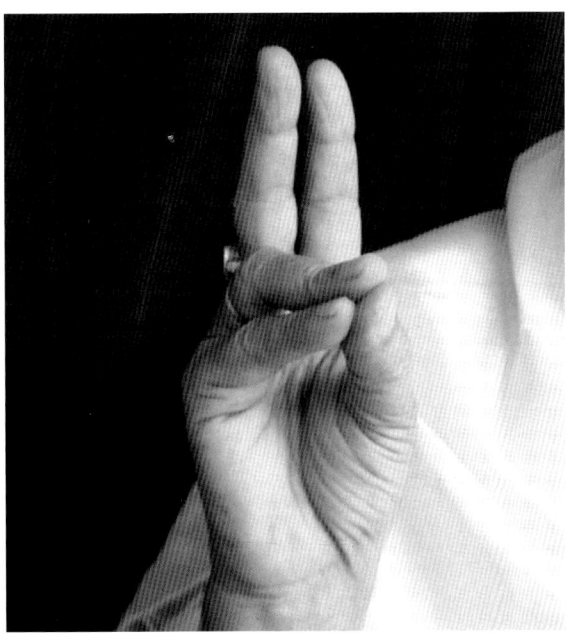

Mudra und Apan Mudra mit speziellen Yoga-Übungen können echteyogische Fähigkeiten erworben werden. Dadurch öffnet sich für den Übenden der Weg zu den höheren Errungenschaften des Yoga. Ohne die Vereinigung von Prana (in diesem Zusammenhang bedeutet Prana die gesamte Lebenskraft des Menschen) und Apana gibt es auf dem Yoga-Weg kein Vorankommen. Deshalb ist die Praxis der beiden Mudras unbedingt notwendig. Eigentlich ist die Vereinigung von Prana und Apana eine eigentümliche Sache. Die Yoga-Sprache kennt viele Bedeutungen für diesen Ausdruck. Ohne eine Verbindung von Prana und Apana ist es nicht möglich, yogische Fähigkeiten zu erlangen. Wie aber kann man Prana und Apana in einem yogischen Sinne verbinden, zusammenfügen oder vereinen? Dafür ist an keiner Stelle eine klare Beschreibung oder Methode zu finden. Es scheint, dass Pranayama und andere Formen des Yoga wie der Bhakti Yoga, Laya Yoga oder Dhyan Yoga geschaffen wurden, um das Erreichen dieser Stufe zu ermöglichen. Die Praxis dieser beiden Mudras ist dabei eine sehr große Hilfe.

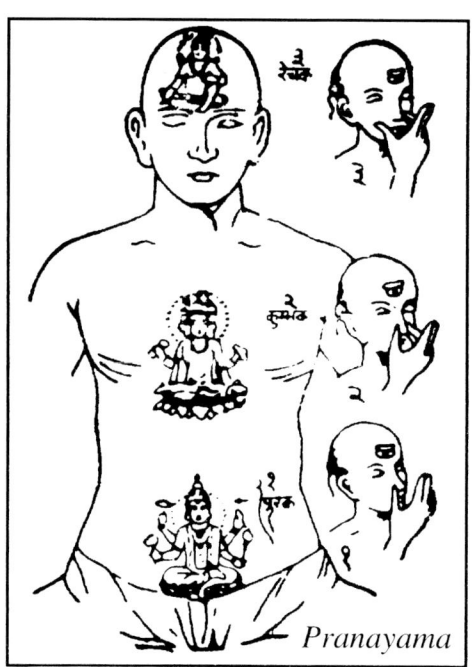

Pranayama

Sie reinigen Prana Vayu und Apana Vayu, wodurch deren Gleichgewicht im Körper des Übenden wieder hergestellt wird. In Büchern über den Yoga wird der Ausgleich bzw. die Vereinigung von Prana und Apana durch yogische Verfahren als *Yoga Chatustayam* bezeichnet.

An dieser Stelle sei einmal erwähnt, dass in der entbehrungsreichen Welt von heute der Übende sein Ziel nur dann vergleichsweise problemlos erreichen kann, wenn er den bewährten mittleren Weg der einfachen Erfahrung geht. Ich selbst hatte in der Anfangszeit meiner Meditation beschlossen, den sehr schwierigen Weg unerreichbarer Buße zu gehen, da es zu jener Zeit niemanden gab, der mir einen einfachen, mittleren Weg zeigen konnte. So musste ich allein auf diesem sehr schwierigen, unbegehbaren Weg weitergehen, um das Ziel zu erreichen.

Ich habe, um diese besondere Stufe des Yoga zu erlangen, aus eigener Erfahrung sowohl die Pran Mudra als auch die Apan Mudra praktiziert. Beide waren mir eine sehr große Hilfe.

Alle Übenden, die den schwierigen Yoga-Weg gehen wollen, um Prana und Apana auszugleichen, sollten beginnen, die beiden Mudras regelmäßig und mit großer Hingabe zu praktizieren, und zwar in Verbindung mit einer Reihe verschiedener Pranayamas wie Kapalabhati, Nadi Shodhana oder Sitali Kumbhaka. Wenn man durch die neun Formen von Pranayama allmählich gereinigt ist, kann man weitergehen, wobei man jedoch *Desa* (Ort), *Kala* (Zeit) und *Sankhya* (Zeitdauer) beachten sollte. Echtes Pranayama beginnt in Verbindung mit *Para Sadhana*, wobei man im Geiste stets das *Om* rezitieren sollte. Dann kann die Vereinigung von Prana und Apana in einem yogischen Sinne vollkommen mühelos stattfinden. Dies bringt den Übenden auf den richtigen Yoga-Weg. Erst wenn er diesen Zustand erreicht hat, kann der Übende durch harte Arbeit die himmlischen oder übersinnlichen Kräfte des Yoga erlangen. Deshalb sind die oben beschriebenen beiden Mudras, Pran Mudra und Apan Mudra, für die Anhänger des Yoga absolut unabdingbar. Allein durch ihre Ausübung kann der Yoga-Übende besondere Fähigkeiten erlangen und seinem Ziel rasch näher kommen.

Linga Mudra

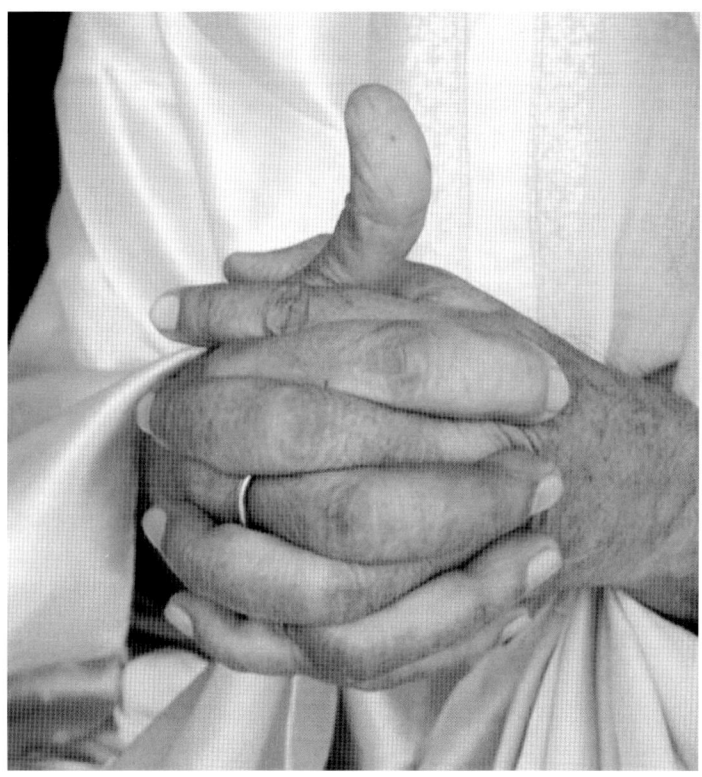

Wie auf dem Bild gezeigt, werden die Finger beider Hände ineinander verschränkt. Der Daumen der rechten Hand bleibt aufgerichtet. Die so gebildete Haltung heißt Linga Mudra. Die Praxis dieser Mudra erhöht die Hitze im Körper des Übenden, das heißt, das Element „Feuer" im Körper nimmt zu.

Krankheiten, die durch eine Zunahme von Schleim verursacht werden, wie etwa Katarrh, Husten oder Erkältung, können mit Hilfe dieser Mudra gelindert werden, wenn man unmittelbar bei Ausbruch der Krankheit mit der Praxis beginnt. Man hat beobachtet, dass durch Schleim ausgelöste chronische Krankheiten, die seit vielen Jahren andauern, durch die regelmäßige Praxis dieser Mudra langsam geheilt werden. Die wiederholte und kontinuierliche Praxis von Kapalabhati in Verbindung mit der Linga Mudra heilt auch den ältesten Husten und die hartnäckigste Erkältung.

Wenn die Linga Mudra gemeinsam mit der Pran Mudra praktiziert wird, nimmt die Hitze im Körper des Übenden merklich zu. Um einen zusätzlichen Nutzen zu erzielen, kann diese Mudra in jeder sitzenden oder liegenden Körperhaltung praktiziert werden, sogar im Schlaf.

Ohne gegebene Notwendigkeit sollte die Linga Mudra nicht über einen längeren Zeitraum praktiziert werden, weil sie, wenn sie unvollständig durchgeführt wird, Gefühle von Magnetismus und Ruhelosigkeit hervorrufen kann. Wenn diese Mudra zur falschen Zeit praktiziert wird, heizt sie den Körper des Praktizierenden zu sehr auf. Die Erhöhung des Elements „Feuer" im Körper des Übenden ruft Gefühle von Unwohlsein, Müdigkeit, Gleichgültigkeit, Reizbarkeit und noch eine Reihe weiterer geistiger Schwächezustände hervor. Deshalb sollte die Linga Mudra nur dann praktiziert werden, wenn sie unbedingt notwendig ist.

Wichtig: Es hat eine sehr negative Wirkung auf den Geist, wenn man die Finger ineinander verschränkt, die Fingergelenke „knacken" lässt, die Gliedmaßen dehnt und dabei gähnt. Dadurch wird die Gedächtnisfähigkeit verringert. Die Finger sollten deshalb niemals auf unangemessene Weise gebraucht werden. Der Mudra-Wissenschaft zufolge sollte kein Teil des Körpers sinnlos bewegt werden. Viele Menschen bewegen Hände und Füße ohne Sinn und Zweck. Sie sitzen herum und drehen Däumchen oder schlenkern Beine und Arme. Manche Männer zwirbeln ständig ihren Schnurrbart. So verschwenden sie die Energie ihres Körpers. Es ist die Pflicht jedes Menschen, die Lebensenergie zu schützen und zu bewahren. Die Lebensenergie ist ein Kleinod von unschätzbarem Wert für uns, und deshalb ist es die Verantwortung jedes Einzelnen, alles zu tun, um seinen Geist und seinen Körper zu kontrollieren und sich wirklich zu bemühen, seine Energien ausschließlich auf angemessene Weise einzusetzen.

Mritsanjivni Mudra

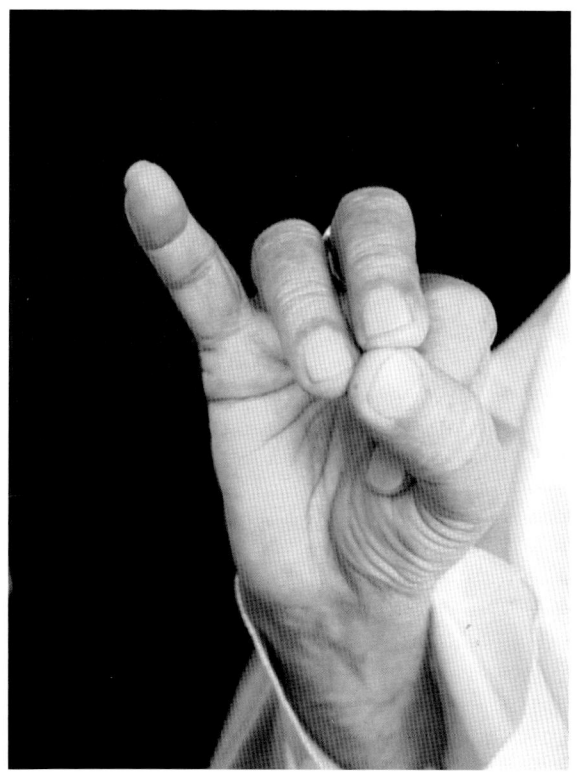

Wie auf der Abbildung dargestellt, wird der Zeigefinger so eingebeugt, dass er die Basis des Daumens berührt. Die Spitzen des Mit-
telfingers und des Ringfingers berühren die Spitze des Daumens.
Diese Haltung wird als Mritsanjivni Mudra bezeichnet. Sie ist eine
Kombination aus der Vayu Mudra und der Apan Mudra, und deshalb
zeigt sie ihre Wirkung im Gegensatz zu anderen, gewöhnlichen Mudras sehr schnell. Die Praxis der Vayu Mudra trägt dazu bei, alle Stö-

rungen zu beseitigen, die mit dem Element Luft zu tun haben. Das Element Luft kann viele Krankheiten hervorrufen, sie aber auch heilen. Ein Anstieg des Elements Luft im Körper führt dazu, dass das Netz aus winzigen Nerven und Bändern um das Herz schrumpft. Dadurch wird der freie Blutfluss im Herzen selbst verringert, was Herzprobleme hervorruft.

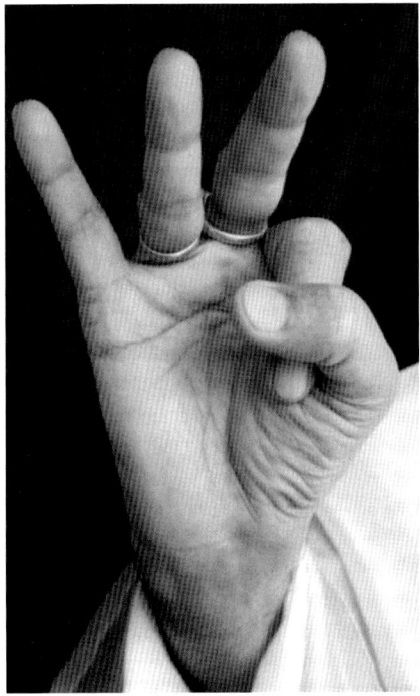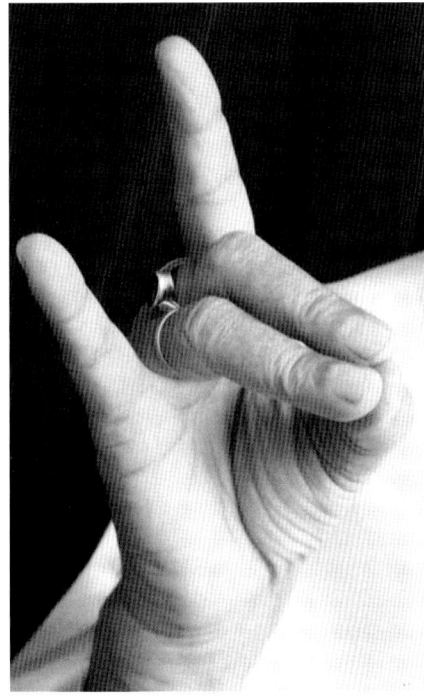

Auch Apana Vayu verursacht viele Krankheiten, bringt aber auch viele Anomalien unter Kontrolle. Eine Missbildung oder ein Zuviel an Apana Vayu drückt das Zwerchfell nach oben, was wiederum den Druck auf das Herz erhöht und dadurch Symptome einer koronaren Erkrankung hervorruft.

Wird die Mritsanjivni Mudra dann sofort praktiziert, zeigt ihre positive Wirkung sich bereits nach kürzester Zeit, innerhalb weniger Sekunden. Die Mritsanjivni Mudra ist eine Form von erster Hilfe und vermag diese beängstigenden Symptome sogar vollständig zu beseitigen. Sie hat dieselbe Sofortwirkung wie die entsprechenden Medikamente, und eine wunderbare Erleichterung stellt sich ein.

In der Wissenschaft des Yoga hat diese Mudra sich für die Behandlung koronarer Erkrankungen als besonders wirksam erwiesen. Zahllose Menschen haben sie praktiziert und ihre heilende Wirkung bei Herzleiden erfahren. Bei einem Notfall zeigt diese Mudra sofort ihre unfehlbare Wirkung.

Wenn der betroffene Patient diese lebensspendende Mudra nach dem Abklingen des Herzanfalls weiterhin regelmäßig für kurze Zeit praktiziert, dann gewinnt sein Herz allmählich an Kraft. Wenn er sich außerdem einer regelmäßigen Naturheilbehandlung mit ausgewogener Ernährung unterzieht, leichte Yoga-Übungen und *Paradhyana Sadhana* durchführt, dann wird sein Zustand sich innerhalb von kurzer Zeit weit mehr als erwartet verbessern.

Die Mritsanjivni Mudra rechtfertigt in der Tat das Sprichwort „Dein Name zeugt von deinen Taten."

Der Name „Mritsanjivni" selbst macht deutlich, dass diese Mudra Leben spendet, es unterstützt und schützt. Herzkrankheiten haben unterschiedliche Ursachen. Wenn die Mritsanjivni Mudra zusammen mit leichten Yoga-Asanas, morgendlichen Spaziergängen, natürlicher Ernährung, einer kontrollierten, einfachen Lebensweise, dem Loslassen von Zorn und anderen Schwächen, Meditation und Sadhana praktiziert wird, dann wird der Patient mit Sicherheit innerhalb von kurzer Zeit eine erstaunliche Verbesserung seines Zustandes erfahren.

Auf der ganzen Welt haben die Menschen heute Angst vor Herzkrankheiten, und manche Menschen werden sogar schon durch die Angst vor einer Herzkrankheit krank. Durch die Praxis der wunderbaren Mritsanjivni Mudra im Alltag ist es jedoch, wie oben erwähnt, durchaus möglich, Herzkrankheiten zu beseitigen.

Wenn es unter den Mudras, deren heilende Wirkung sich schnell zeigt, eine Mudra gibt, die als wirksamste und am schnellsten wirkende Mudra gelten kann, dann ist es die Mritsanjivni Mudra. Ihre Praxis ist niemals umsonst und immer von Erfolg gekrönt.

Auf die eine oder andere Weise zeigt die Mritsanjivni Mudra bei vielen Herzleiden und koronaren Krankheiten ihre heilende Wirkung. Ihre Praxis unterstützt Herzpatienten auf vielfältige Weise und in vielen verschiedenen Phasen der Krankheit.

1. Sie stärkt das Herz.
2. Viele Fehler oder Mangelfunktionen des Herzens werden geheilt.
3. Bis zu einem gewissen Grad trägt sie zur Normalisierung des Blutdrucks bei.
4. Sie erhöht das Selbstvertrauen des Patienten, was weitreichende Wirkungen hat.

In der Wissenschaft der Astrologie heißt es, dass die Praxis der Mritsanjivni Mudra Linderung bringt, wenn *Shani* (Saturn) und *Rahu* (Drachenkopf) eine schlechte Phase durchlaufen, die das Herz in Mitleidenschaft zieht, und dass ihre Wirkung sich um ein Vielfaches erhöht, wenn sie in Vajrasana (Fersensitz) praktiziert wird.

Mit Yoga und yogischer Übung ist alles möglich. Wecken Sie die Begeisterung, die in Ihnen schläft. Entdecken Sie mit beharrlicher Entschlossenheit selbst das Wunder dieser außergewöhnlichen Mudra.

Mula Bandha

So wie die Mritsanjivni Mudra ein Schlüssel zu den unendlichen Geheimnissen des Universums ist, so ist Mula Bandha ein spezieller,
elementarer Prozess im Yoga. Wenn diese beiden außergewöhnlichen
Schlüssel gemeinsam praktiziert und genutzt werden, so hat dies bedeutsame und erstaunliche Folgen.

Herzpatienten profitieren in sehr hohem Maße, wenn sie die
Mritsanjivni Mudra in Verbindung mit Mula Bandha praktizieren.
Die kombinierte Praxis von Mula Bandha und Mritsanjivni Mudra
fördert im Praktizierenden die Entwicklung einer Kraft, die nicht nur
die meisten Herzkrankheiten, sondern auch zahlreiche andere Leiden beseitigen kann. Um diese wunderbare Erfahrung zu machen,
müssen die Mritsanjivni Mudra und Mula Bandha allerdings über
längere Zeit regelmäßig gemeinsam praktiziert werden. Ich habe
selbst viele Male erfahren, welch wunderbare Wirkungen sie nach
einer langen Praxis haben können.

Die Mritsanjivni Mudra ist eine ganz wunderbare Mudra, aber
auch Mula Bandha nimmt, für sich allein betrachtet, unter den unzähligen Yoga-Haltungen eine besonders wichtige Stellung ein und
kann ein immens hohes Maß an Kraft im Körper erzeugen und zirkulieren lassen. Wenn die durch die Praxis dieser beiden Haltungen
erzeugte Energie zusammengeführt wird, sind ihre Kraft und ihr
Wirkungsvermögen nur äußerst schwer in Worte zu fassen.

Bei vielen Leiden verhindert die Praxis von Mula Bandha, dass sie
sich negativ auf den Körper eines Patienten auswirken. Die Praxis
der Mritsanjivni Mudra bewirkt zudem, dass Energie zum Herzen
hinfließt. So wendet die eine Haltung Schaden vom Körper ab, während die andere bewirkt, dass der Körper gedeiht. Als Folge davon
keimt ein neues Glücksgefühl im Übenden auf. Bezieht ein spiritueller Übender diese beiden Haltungen in seine tägliche Andacht ein, so
wird er feststellen, dass ihre Wirkungen seine innere und äußere

Stärke verdoppeln und dass er eine besondere Kraft erwirbt, die sein Sadhana beschleunigt. Infolgedessen wird neue Energie erzeugt, und eine geistige, körperliche und spirituelle Veränderung findet statt. Die Praxis dieser Haltungen kann fundamentale Veränderungen bewirken. Beide Haltungen sind Teil des yogischen Sadhana. Auch wer nur Mula Bandha praktiziert und alle ihre Wirkungen kennen lernt, der erfährt in seinem Sadhana einzigartige, wunderbare Veränderungen. Wenn Sie in Ihrer Andacht Wunder bewirken wollen, sollten Sie sofort und entschlossen mit der Praxis der Mula Bandha und der Mritsanjivni Mudra beginnen. Sie werden sehen, dass Ihnen schon bald eine Reihe wunderbarer, geheimnisvoller Dinge auf Ihrem Weg zum Sadhana begegnen werden. Wenn gemeinsam mit der Mula Bandha und der Mritsanjivni Mudra außerdem noch das Bija Mantra[12] *Ham* praktiziert wird, so ist dies äußerst hilfreich, um den höchsten Gipfel der Vollkommenheit im Sadhana zu erreichen.

Mula Bandha sollten Sie allerdings nicht eigenständig, sondern nur unter Anleitung eines erfahrenen Gurus oder Lehrers praktizieren.

---

12 *Bija Mantra:* Mantra, das nur aus einer Silbe besteht und die geistige Realität in Form eines Urklangs offenbart

Bluthochdruck

Heilmittel der indischen Medizinwissenschaft

Die weisen Männer Indiens, die Rishis, studierten die Medizinwissenschaften sehr eingehend und entwickelten daraus das System der ayurvedischen Medizin. Den Veden zufolge erlangte auf diese Weise die indische Medizinwissenschaft in früher Zeit große Anerkennung als die fortschrittlichste Medizinwissenschaft der Welt. Ihr Erschaffer und Verbreiter ist Dhanvantari. Als die medizinischen Ratgeber der Götter gelten die Ashwini Kumar (Zwillingssöhne des Sonnengottes). Eines der wohl bekanntesten Bücher über den Ayurveda, die *Caraka Samhita*, wurde von Maharshi Caraka verfasst. Die Literatur über den Ayurveda ist sehr umfangreich und gliedert sich in eine Reihe verschiedener Bereiche.

Der Ayurveda beruht in erster Linie auf den fünf Hauptelementen des menschlichen Körpers, nämlich Äther, Luft, Feuer, Wasser und Erde. Um nach der Untersuchung eine Diagnose stellen zu können, begründeten die weisen Männer die Medizinwissenschaft des Ayurveda auf drei Hauptsysteme, die als Vata, Pitta und Kapha bezeichnet werden. Diese drei Systeme nennt man auch die drei Doshas.

Der *Chikitsa Shastra* (Buch über die Heilwissenschaft) zufolge besteht zwischen dem Normalzustand der Elemente und den Doshas ein enger Zusammenhang. Solange die fünf Elemente und die drei Doshas in einem Gleichgewicht sind, bleiben wir gesund. Sobald die Elemente aber zu- oder abnehmen, wird der betreffende Mensch krank. Mit Hilfe von Arzneien, Yoga oder Naturheilkunde kann das Gleichgewicht der fünf Elemente wiederhergestellt werden. Yoga und Ayurveda schreiben zahlreiche Heilmittel vor, um das richtige Verhältnis der Elemente zueinander zu bewahren oder den Normalzustand wiederherzustellen. Der Ayurveda gliedert sich in zahlreiche Abteilungen, von denen die folgenden acht Gebiete als die wichtigsten Fachrichtungen gelten: *Kayachikitsa* (innere Medizin), *Shalyat-antra* (Chirurgie), *Kaumarabhritaya* (Kinderheilkunde), *Prasutitan-tra* (Geburtshilfe), *Rasayana* (Regeneration und Verjüngung), *Vaji-karana* (Aphrodisiaka), *Bhutavidya* (Psychiatrie) und *Agadatantra* (Toxikologie).

Die gesundheitlichen Probleme der Menschen auf der ganzen Welt können mit Hilfe der indischen Wissenschaften von Yoga und Ayur-veda ganz leicht geheilt werden, denn Indien ist ein einzigartiger Ort auf der Welt. Hier gibt es verschiedene kalte und warme Klimazonen mit Schnee, Regen, Wüsten, Flüssen, Bergen, Meeren und Urwäl-dern, und diese Vielfalt ist ein Geschenk der Natur. Darum gibt es eine große Zahl medizinischer Kräuter und Wurzeln, die unter sehr unterschiedlichen Bedingungen wachsen, und viele verschiedene Arzneien und Heilmittel sind entwickelt worden. Zur Medizinwis-senschaft Indiens gehören unter anderem Spiritualität, Yoga, Psycho-logie, Astrologie, Mystizismus und Edelsteinkunde. Sie alle und noch viele mehr sind ein wesentlicher Bestandteil der ayurvedischen Medizinwissenschaft. Darüber hinaus gibt es in Indien noch eine Reihe weiterer Medizinwissenschaften. Das Hauptziel der indischen Medizinwissenschaften ist es, allen Menschen zu helfen und selbst-los zu dienen. Alle unsere Heilverfahren beruhen auf Rechtschaffen-heit, Ernährung, körperlicher Ertüchtigung und Zurückhaltung. Diesen Dingen wird große Bedeutung beigemessen. Würden alle Menschen in ihrem Alltag die indische Lebensweise annehmen, würde die Gesundheit der gesamten menschlichen Rasse sicher große Veränderungen erfahren. Nach langer Meditation und einge-hender Forschung haben indische Wissenschaftler, gelehrte Männer und Asketen die Qualitäten und Wirkungen unzähliger Pflanzen ent-deckt und ihr Wissen an das Volk weitergegeben. Im Laufe der Zeit wurden die Menschen jedoch von der ayurvedischen Lehre abge-lenkt. Heute müssen auf diesem Gebiet der Heilwissenschaften wie-der neue Untersuchungen angestellt werden, vor allem auf den Ge-bieten von Mudra-Wissenschaft, *Paradhyana Sadhana* und anderen Wissenschaften, die in der Lage sind, die Gesundheit nicht nur der Menschen in Indien, sondern auf der ganzen Welt zu verbessern.

Die heutigen weltweiten Gesundheitsprobleme sind sehr besorg-niserregend, und dafür gibt es viele Gründe. Auf der ganzen Welt haben die Menschen ihren Lebensstil in unnatürlicher Weise verändert. Die Nahrung ist nicht mehr natürlich. Die Denkweise ist einem guten Gesundheitszustand nicht zuträglich, und der Tagesablauf der meisten Menschen ist auch nicht gerade gesund. Die meisten Menschen halten sich nicht mehr an die Naturgesetze eines normalen, gesunden Lebensstils, und bedingt durch falsche Essgewohnheiten, korruptes Denken und eine unnatürliche Lebensweise werden täglich neue Krankheiten bekannt. Probleme, die mit dem schlechten Gesundheitszustand der Menschen zusammenhängen, sind an der Tagesordnung. Sie bereiten den Menschen und Ärzten auf der ganzen Welt große Sorgen. Wenn es für dieses Problem überhaupt eine Lösung gibt, dann ist sie am ehesten in den indischen Wissenschaften von Yoga und Ayurveda und in der indischen Lebensweise zu finden.

Herzkrankheiten stellen für die Menschen eine sehr große Bedrohung dar, und die modernen Heilmittel sind teuer. Als Hauptursachen gelten Bluthochdruck, falsche Ess- und Trinkgewohnheiten, übermäßige Sorgen, zu wenige Erholungspausen und fehlende Ruhepausen für den Darm. Um diese Herzleiden unter Kontrolle zu bringen, muss erst einmal der Blutdruck normalisiert werden. Aus medizinischer Sicht spielt der Blutdruck bei diesen Problemen die wichtigste Rolle. Man sagt, dass der Strom des Elements Luft in den Blutgefäßen das Blut im Körper zirkulieren lässt. Wenn dieser Luftstrom zu schnell fließt, führen die durch den Bluthochdruck hervorgerufenen Krankheiten zu Störungen in Lunge und Blutgefäßen, und Symptome wie Schwindel, Schlaflosigkeit, gerötete Augen, Unruhe und Kopfschmerzen machen sich bemerkbar. Diese Art von Bluthochdruck kann in gewissem Umfang korrigiert werden. Eine ayurvedische Arznei mit der Bezeichnung *Sarpagandha* hat sich als sehr wirksam erwiesen, wenn sie in der richtigen Dosierung verabreicht wird.

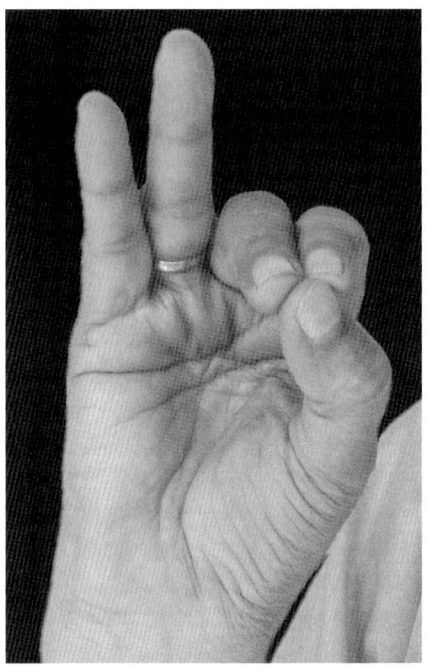

Ein wirklich wunderbares Heilmittel gegen diese Beschwerden ist die Vayan Vayu Mudra. Sie wird gebildet, indem die Spitzen von Zeigefinger, Mittelfinger und Daumen aneinandergelegt werden, wie auf der nebenstehenden Abbildung dargestellt. Wird die Vayan Mudra regelmäßig praktiziert, kann sie dem an Bluthochdruck leidenden Patienten innerhalb weniger Tage auf wirksame Weise Linderung verschaffen.

Der menschliche Körper

Die spirituellste Maschine der Natur

Die Gayatri-Wissenschaft hat sich als eine Wissenschaft von sehr hoher Ordnung erwiesen. Die Macht des Gayatri Sadhana vermag dem Körper des Menschen zahlreiche besondere Eigenschaften zu verleihen. Viele Erkenntnisse über wichtige, aber schwer fassbare Aspekte dieser Maschine, die wir als menschlichen Körper bezeichnen, können gewonnen werden, wenn Yoga Sadhana in Verbindung mit Gayatri Upasana (Anbetung) praktiziert wird.

In Büchern und Erzählungen heißt es, dass einige prominente *Tantriks* in früherer Zeit himmlische Spiegel besaßen und dass auch manche *Nag Kanyas* und *Yakshas* (Halbgötter) himmlische Gegenstände ihr Eigen nannten. Mit Hilfe dieser himmlischen Gegenstände konnten sie viele eigentlich unmögliche Dinge ganz mühelos vollbringen. Weit entfernte Gegenstände oder Tiere konnten sie sofort sehen, während sie selbst sich an einem ganz anderen Ort befanden. Mit Hilfe der oben genannten Werkzeuge konnten viele scheinbar unmögliche Dinge und Wunder bewirkt werden.

Neben diesen Dingen ist der menschliche Körper das großartigste Instrument der Welt und der Natur. Gewöhnliche Menschen wissen sehr wenig über diese wunderbare, spirituelle, wissenschaftliche und subtile Maschine, die der menschliche Körper darstellt. Höchste spirituelle und geistige Leistung kann nur durch das Medium des menschlichen Körpers errungen werden. Alles Wissen, das die Welt vom menschlichen Körper besitzt, wurde den Menschen dieses Planeten allein durch die indischen Rishis der frühen Zeit übermittelt, die es durch lange und tiefe Meditation erlangten. Diesen wissenschaftlich orientierten Rishis zufolge ist die Form des menschlichen Körpers eine Darstellung des gesamten Universums. *Pindanda Siddhanta*, die von den Veden vertretene Lehre vom Universum, erbringt

99

den Beweis. Dieser wissenschaftlichen Theorie zufolge besteht das äußere Universum aus Sonne und Mond, den sichtbaren und unsichtbaren, kleinen und großen, organischen und anorganischen Planeten, der Weisheit und Wissenschaft, und alles erfahrbare Wissen ist in der winzigen Form des menschlichen Körpers vorhanden. Dies klingt sehr sonderbar und verwirrend, und man kann es nur verstehen, wenn man sich sehr eingehend mit den subtilen wissenschaftlichen Theorien des Yoga befasst. Zu diesem Zweck muss *Vibhuti Pada*, das dritte Kapitel der Yoga Sutras des Patanjali, mit Hingabe (als Sadhana) praktiziert werden, denn nur dann sind seine Geheimnisse zu verstehen.

In Puranas, Upanishaden, Veden und anderen alten Schriften finden sich an vielen Stellen unzählige unsterbliche Geschichten, Dialoge, Verweise und Beschreibungen, in denen die greifbaren und nicht greifbaren Veranlagungen des menschlichen Körpers, die Rätsel dieser Welt und viele sonderbare und besondere, wissenschaftliche und spirituelle Verfahrensweisen und Entdeckungen eingehend beschrieben werden. Viele Geschichten der Upanishaden enthalten wissenschaftliche Beschreibungen, und viele Erläuterungen legen die unergründlichen Rätsel von Leben und Tod dar. So werden zum Beispiel das yogische Geflecht (die Chakras) und die ringförmige Schlangenkraft (Kundalini), die im menschlichen Körper zu finden sind, als Rishis, die Frauen der Rishis und die Söhne der Rishis beschrieben. Wie man nach einer Verletzung von *Brahmacharya* (Gelöbnis der Enthaltsamkeit) dennoch rasch auf dem Yoga-Weg vorankommt und die verlorene Kraft zurückgewinnt, wird in den Puranas in der Geschichte des Maharshi Jamdagni, seiner Frau Renuka und ihrem Sohn Parshuram offenbart. Es ist eine sehr lange Geschichte, und um sie wirklich verstehen oder erläutern zu können, bedarf es eines hohen Maßes an Wissen und Sadhana.

Ich habe dieses geheime Wissen selbst erfahren, den Gipfel des Sadhana durch die Praxis von Yoga Sadhana erreicht und festgestellt, dass das Experiment stimmt. Wie die Geschichte offenbart, gewann Maharshi Vishwamitra seine Yoga-Kraft sogar nach der Zerstörung seiner Meditation durch eine Apsara (Nymphe) des Himmels innerhalb von kürzester Zeit ganz mühelos zurück, indem er sich die yogische Identität der Geschichte zu Eigen machte oder weil er umfassendes Wissen über dieses Geheimnis besaß. Aber auch in früher Zeit verstanden Yogis und Rishis das Geheimnis hinter dieser Geschichte oft nicht. Deshalb verlieren so viele gute Aspiranten und Asketen die Hoffnung, wenn sie vor einer solchen Situation stehen, und geben innerhalb von wenigen Sekunden alles auf. Unzählige Aspiranten auf der ganzen Welt begeben sich heutzutage begeistert auf den spirituellen und yogischen Weg und erzielen schnelle Fortschritte. Weil ihr Geist jedoch schwach ist, werden sie vom blendenden Glanz dieser Welt angezogen. Er bringt ihren Fortschritt zum Stillstand, und weil sie in ihrer Meditation kein Wunder erfahren, sind sie enttäuscht und geben wieder auf.

Es ist notwendig, diesen Aspiranten die so wichtige Maschine, die der menschliche Körper darstellt, zu erklären und ihnen die verschiedenen Möglichkeiten darzulegen, wie sie ihre Besonderheiten und himmlischen Eigenschaften zurückgewinnen können. Der eigene Körper ist das wichtigste Instrument – eine komplexe Maschine der Natur. Herz, Geist, Lebensorgane und vor allen Dingen die Seele sollten als die außergewöhnlichen Bestandteile des menschlichen Körpers betrachtet werden, die aus den fünf Elementen bestehen.

Den Yoga Sutras von Patanjali zufolge kann man im fortgeschrittenen Stadium des Sadhana ausführliches Wissen über die anderen Galaxien erlangen, indem man sich auf die Sonne konzentriert (im yogischen Sinne *Sayama*). Gleichermaßen kann man alle Einzelheiten über die Sterne, die Sternzeichen und ihre Konstellationen erfahren, indem man sich auf den Mond konzentriert. Wenn Sie auf dieselbe Weise den richtigen und angemessenen Gebrauch des menschlichen Körpers lernen, kann ein Wunder in Ihrem Leben geschehen. Durch Sadhana wird es möglich, die wichtigsten Eigenschaften dieser komplexen Maschine wissenschaftlich zu erkennen und zu verstehen.

Nur durch Satsang (spirituelle Zwiesprache) mit Ihrer Seele wird es Ihnen möglich sein, vollkommenes Wissen zu erringen. Erlösung werden Sie nur dann erlangen, wenn Rama in Form des inneren Geistes Ihnen freundlich gesonnen ist.

Das Sadhana des Gayatri-Mantras war den großen Männern und Asketen früherer Zeit eine große Hilfe, um die größten und subtilsten Geheimnisse der Natur zutage zu fördern. Im Laufe der Zeit nahm die Bedeutung des Gayatri-Sadhanas immer mehr ab. Einige Hindus praktizieren die Gayatri-Anbetung noch in einer minimalen Form, aber das Gayatri-Sadhana, mit dessen Hilfe Wunder vollbracht werden, muss mit großer Hingabe und mit fester Entschlossenheit praktiziert werden. In der heutigen, modernen Zeit wird Gayatri nicht mehr als eine Form meditativer Anbetung praktiziert, und daher geht auch keine große Kraft daraus hervor. Heutzutage ist unser Sadhana einfach und leicht. Wie kann es also ein großes Ereignis oder eine überraschende Wirkung nach sich ziehen? Gewöhnliches, einfaches Sadhana, Anbetung und das Singen von *Bhajans*[13] können nur ein schwaches Gefühl von Kraft vermitteln. Heutzutage praktizieren die Menschen das Gayatri-Sadhana einfach als Sandhya[14]. Einige Menschen praktizieren es morgens, nur einmal am Tag. Einige andere schaffen es mit großer Mühe, Sandhya oder Gayatri-Japa zweimal am Tag, morgens und abends, zu praktizieren. Kaum einer praktiziert Sandhya dreimal am Tag.

Weil es nicht dreimal am Tag praktiziert wird, ist die himmlische Kraft des Gayatri-Sadhanas nicht sichtbar. Das Nichtwissen des Übenden im Hinblick auf die richtige und genaue Praxis des Gayatri-Mantras ist der Grund, weshalb das Gayatri-Sadhana immer mehr an Bedeutung verliert. Zusammen mit den zugehörigen Mudras muss das Gayatri-Mantra mit großer Hingabe rezitiert werden. Neben dem Gelöbnis (*Nyasa*) an Gayatri ist die Praxis der Tattva Mudra von großer Bedeutung, und auch die anderen Mudras sollten in Übereinstimmung mit den Ritualen durchgeführt werden.

Gayatri ist von einer wunderbaren Erhabenheit. Einmal wogen die verschiedenen spirituellen Mächte die Veden gegen Gayatri auf und stellten fest, dass Gayatri einen viel höheren Wert hatte als alle Veden zusammen.

Und so gibt es kein anderes Mantra, das so machtvoll ist wie das Gayatri-Mantra. Auch wenn man die gesamte Geschichte, alle Veden und alle *Shastras* durchsucht, so findet man nichts, das so machtvoll und bedeutend ist wie Gayatri.

---

13 *Bhajan:* Lobgesang, Lobpreisung Gottes
14 *Sandhya:* wörtl. Dämmerung. Zeit, die der spirituellen Praxis gewidmet sein sollte.

Unter den unzähligen Wissenschaften Indiens behauptet die Gayatri-Wissenschaft seit undenklicher Zeit ihre Erhabenheit und ihre einzigartige Stellung. Gayatri ist nicht nur eine Wissenschaft der Hingabe, sondern außerdem auch die Wissenschaft der Waffen. Diese Wissenschaft der Waffen ist bei den Intellektuellen ganz offenkundig vollkommen in Vergessenheit geraten. Es herrscht ein sehr großer Mangel an begeisterten Asketen, entschlossenen Aspiranten und unerschrockenen Meditierenden. Der Aspirant von heute will sofort ein Ergebnis sehen, und außerdem redet er zu viel. Er stellt zu viele Fragen, hat ehrgeizige Träume, will aber nicht wirklich ernsthaft und angestrengt meditieren. Er will die in den *Shastras* und Puranas erwähnten Kräfte erlangen, ohne sich anstrengen zu müssen. Wie soll es möglich sein, die erstaunlichen und außergewöhnlichen Kräfte, die von den Rishis in den *Shastras* beschrieben werden, ohne harte und aufrichtige Mühe zu erlangen?

Maharshi Vishwamitra, der größte Vermittler der äußerst komplexen Wissenschaft des Gayatri, ein großer Rishi und ein mächtiger Heiliger, erreichte all dies allein durch die Kraft des Gayatri-Mantras, dem er sein Leben gewidmet hatte und über das er meditierte und forschte. Viele Jahre lang war Vishwamitra Tag und Nacht damit befasst, über das Gayatri-Mantra zu meditieren. Es kam eine Zeit, in der ein großer Teil des Universums wegen seiner beängstigenden Gayatri-Tapasya (Askese) neidvoll zu zittern begann. Der Thron von Gott Indra begann zu beben, und er fürchtete voller Entsetzen, dass er seinen Thron verlieren könne. Um Vishwamitra zu stören und seine Meditation zu unterbrechen, sandte Indra die hinreißende Nymphe Meneka und andere Elfen des Himmels, aber der Maharshi war keine gewöhnliche Seele. Zwar unterbrachen die von Gott Indra gesandten Störungen kurzzeitig seine Meditation, aber bereits nach kurzer Zeit erkannten nicht nur alle Heiligen, Asketen und erhabenen Mächte seine Vorrangstellung als vollkommenster Heiliger des Gayatri an, sondern auch Gott Indra selbst. In Geschichtsbüchern, Puranas und *Shastras* werden viele Geschichten über Vishwamitras Gayatri-Japa erzählt. Wenn wir sie lesen, erfahren und bestaunen wir seine göttlichen, aufsehenerregenden und unvergleichlichen Kräfte. Es stellt sich die Frage, ob es auch heute noch möglich ist, Kräfte wie diese zu erlangen.

Wie kann diese Kraft erworben werden, wenn Meditation in dieser Größenordnung heute offensichtlich nicht mehr möglich ist? In Wahrheit sind diese Fähigkeit und diese Kraft das Produkt unserer Handlungen (Karma). Man empfängt in dem Maße, in dem man dafür arbeitet.

Ich möchte an dieser Stelle alle Aspiranten dazu einladen, mich zu besuchen und in meiner Nähe zu meditieren. Meine Lenkung wird die innere Kraft entfachen, und auch im heutigen Zeitalter *Kaliyuga*[15] wird es Ihnen gelingen, die Kraft des Gayatri-Mantras und anderer Mantras tatsächlich zu sehen und zu erfahren.

---

15 *Kaliyuga:* das „eiserne" Zeitalter, viertes Weltzeitalter der indischen Zeitrechnung

Schutz des Körpers
durch die Gayatri-Mudras

Krankheit heilen und Gesundheit erlangen
Gayatri-Japa und Mudras dreimal am Tag

Die wiederholte Durchführung aller Gayatri-Mudras lässt lebens-spendende Kraft im Körper zirkulieren. Auf diese Weise wird die Verschmelzung negativer und positiver Zellen im Körper verhindert, und selbst eine tödliche Krankheit wie Krebs kann behandelt und ihre Ausbreitung gestoppt werden.

Dadurch und durch die Praxis von *Paradhyana Sadhana*, durch das strahlende himmlische Licht von *Om*, das auf den ganzen Körper und vor allem auf die betroffenen Körperteile fällt, durch fortwäh-rendes Meditieren, Rezitieren und das Lauschen auf die Worte eines Gottes wie Brahmananda (die universelle Stimme) werden die durch die Krankheit zerstörten Zellen im Körper wieder neu belebt und verändert. Infolgedessen beginnt reine Lebenskraft im Körper zu fließen, durch die auch unheilbare Krankheiten allmählich geheilt werden.

Die oben beschriebene Sadhana-Praxis habe ich vielen Patienten gezeigt, die an unerträglichen Krankheiten litten. Mit dieser Praxis wurden schon bald zufriedenstellende Ergebnisse erzielt. Wenn das *Om* mit einer tiefen und volltönenden Stimme auf einem Band auf-gezeichnet und dem Patienten regelmäßig mehrmals täglich vorge-spielt wird, so hat dies definitiv eine heilende Wirkung auf Krebs und auf alle anderen Erkrankungen des Bänderapparats. Die heilen-de Wirkung zeigt sich deutlich schon nach relativ kurzer Zeit. Dabei ist es hilfreich, wenn die Lautstärke, in der das *Om* gespielt wird, nach den Wünschen des Patienten eingestellt wird.

Der angenehme Klang des *Om*, begleitet von Musikinstrumenten und fortwährend wiederholt, hat innerhalb von kurzer Zeit eine überraschende Wirkung auf den Patienten. Bemerkenswerte Ergebnisse stellen sich ein, wenn der Patient dem Gesang des *Om* der jeweiligen Zeit des Tages entsprechend in geeigneten *Ragas* lauscht. Dazu gehören zum Beispiel Bhairav, Bhairavi, Asavari, Vrindavani Saranga, Puriya Kalyan, Yaman Kalyan, Durga, Bhimpalasi, Malkauns, Chandrakauns, Kedar, Vasanta, Bahar, Darbari Kanada, Jaijaivanti oder Hindol. Es überrascht nicht, dass sich dies als ein neues medizinisches Forschungsgebiet erweisen wird.

Dieses Gebiet muss in angemessener Weise erforscht werden, und es muss alles daran gesetzt werden, damit das Wunder dieses geheimnisvollen Mantras, diese Musik des Wortes Brahma (*Om*), die unzerstörbare Silbe Brahma im unsterblichen Klang ihrer göttlichen, universellen Musik vor der Welt erscheinen kann.

Wenn ein Mensch, der an dieser so schrecklichen Krankheit leidet, Gayatri-Japa in Verbindung mit den dazugehörigen Mudras und mit Dhyana (Konzentration) dreimal täglich seiner Kraft entsprechend mit ruhigem Herzen, kontrolliertem Geist und großem Vertrauen durchführt, wird sich eine gute Wirkung, die alle Erwartungen übertrifft, ganz sicher einstellen.

Wenn der Patient extrem schwach und in einem hilflosen Zustand ist, sollte er dem obigen Mantra und dem Klang des *Om* lauschen. Auch dann werden sich mit Sicherheit gute Ergebnisse einstellen.

Die Rishis haben profunde und äußerst schwierige wissenschaftliche Forschungen angestellt und, nachdem sie erkannt hatten, welches das richtige Sadhana war, dieses den normalen Menschen zum allgemeinen Wohlergehen der Menschheit präsentiert. Im Gayatri-Sadhana werden zahlreiche Mudras vor und einige nach dem Japa ausgeführt. Der Gayatri-Wissenschaft zufolge ist dies notwendig, damit die Segnungen der Gayatri-Mudras in vollem Umfang genutzt werden können.

Die Gayatri-Mudras sind wie folgt:

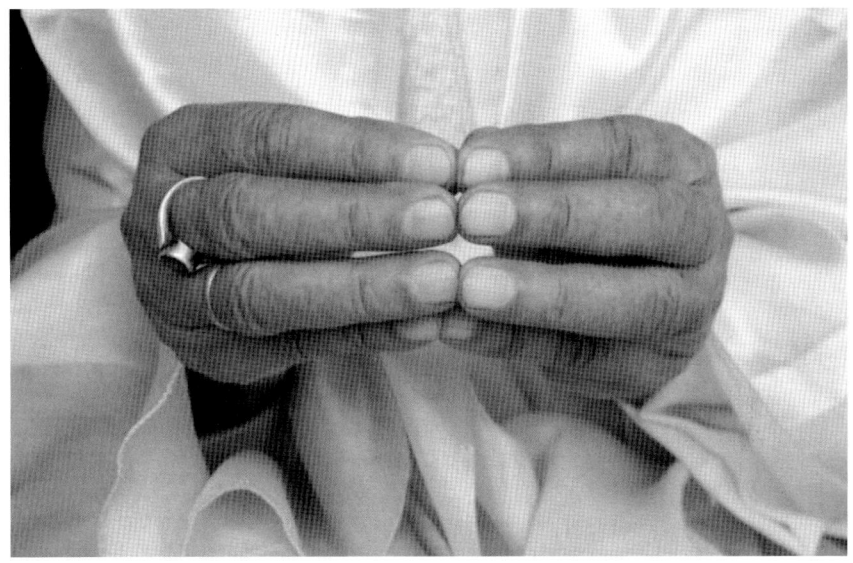

Sumukham Mudra

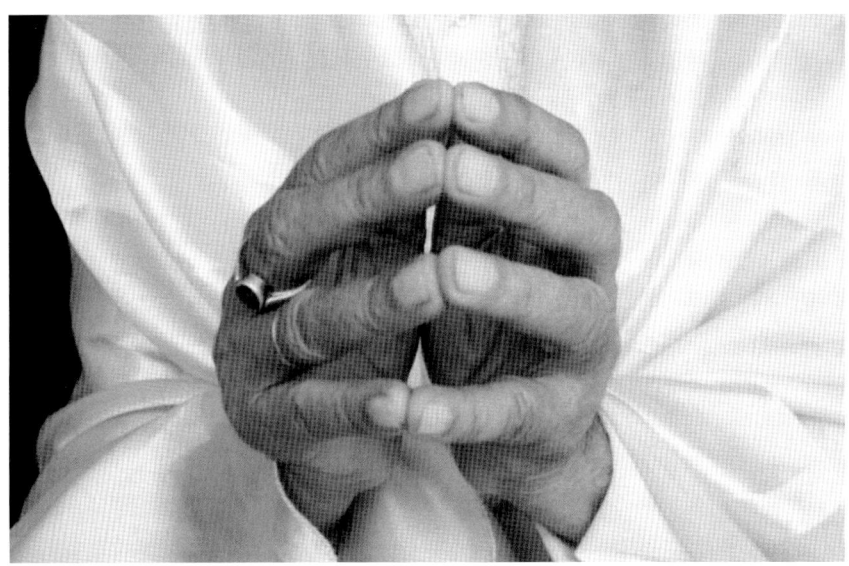

Samputam Mudra

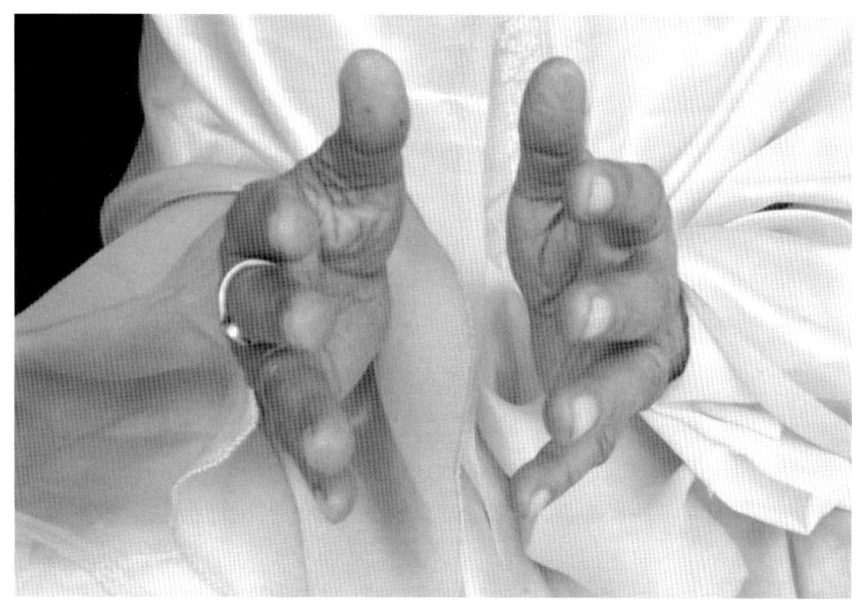

Vittam Mudra

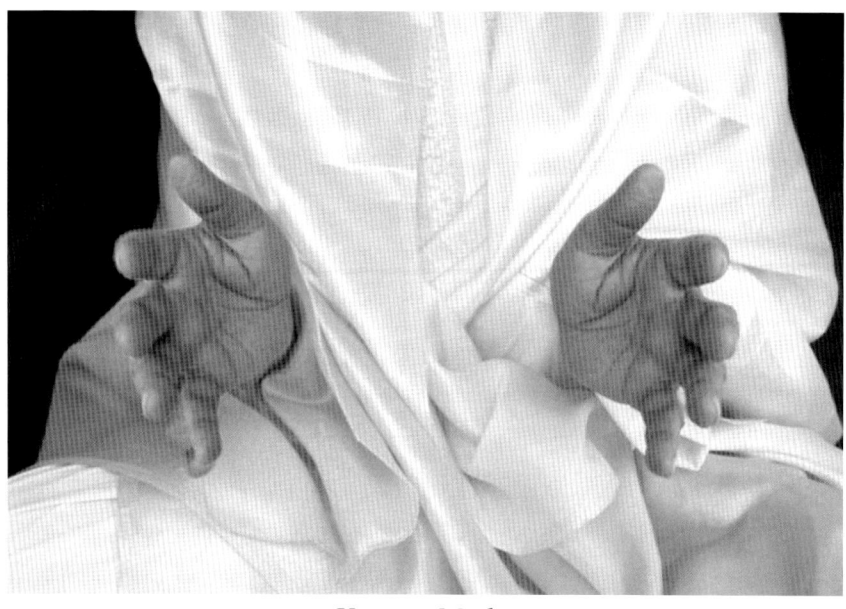

Visttam Mudra

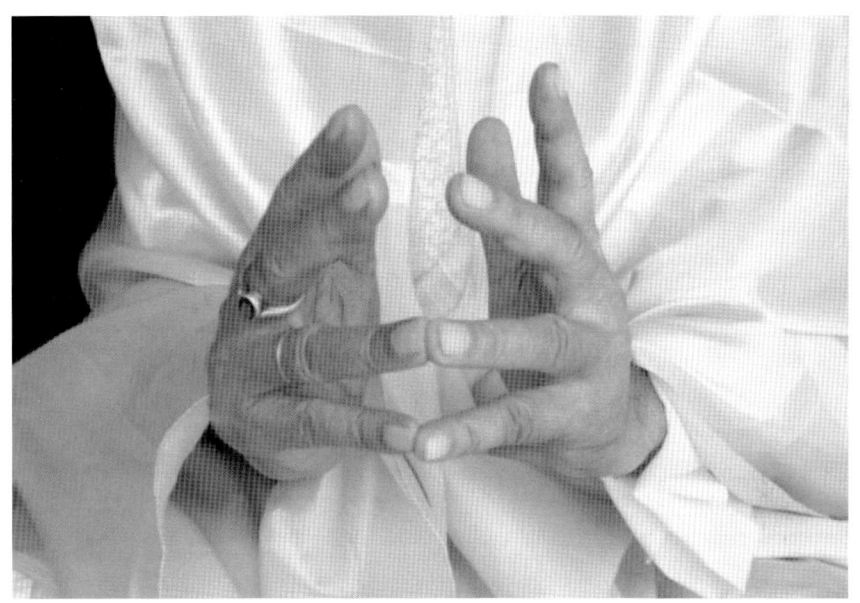

Dvi Mukham Mudra

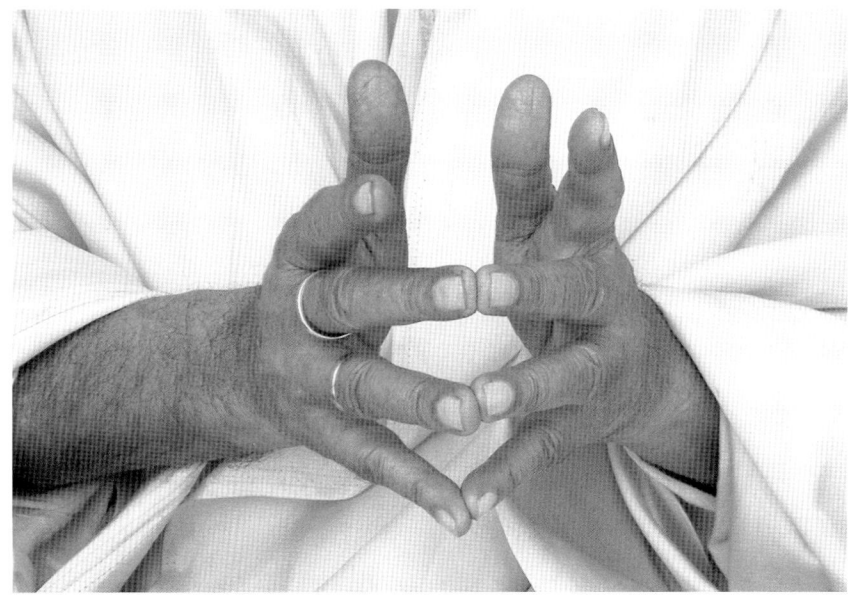

Tri Mukham Mudra

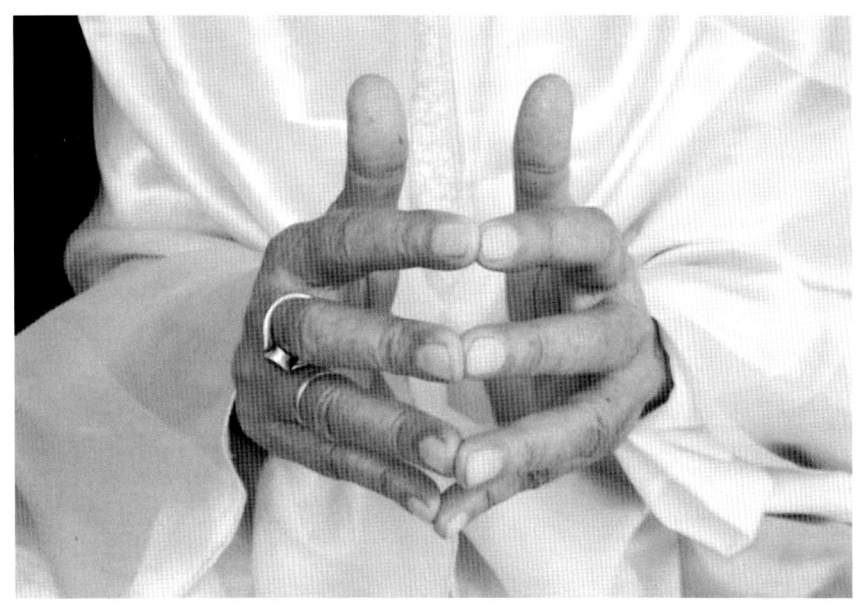

Chatur Mukham Mudra

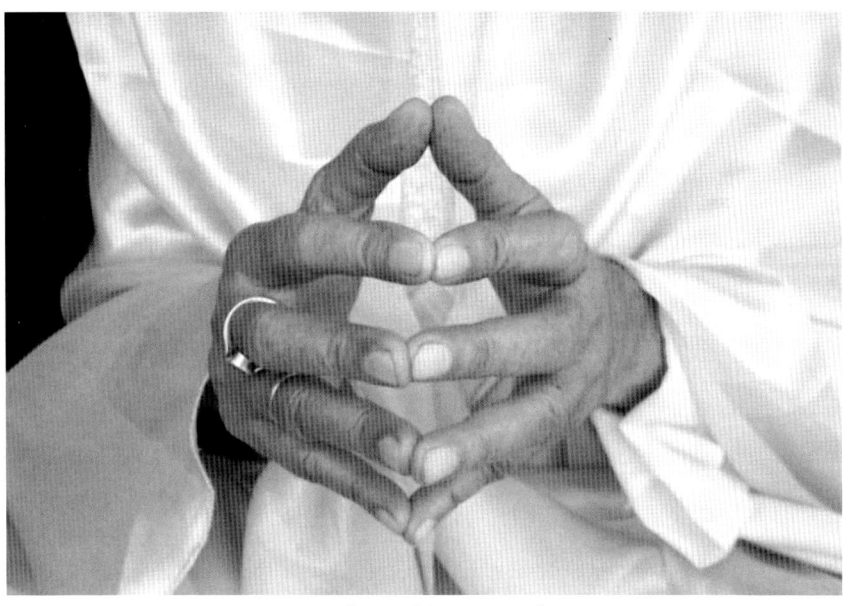

Panch Mukham Mudra

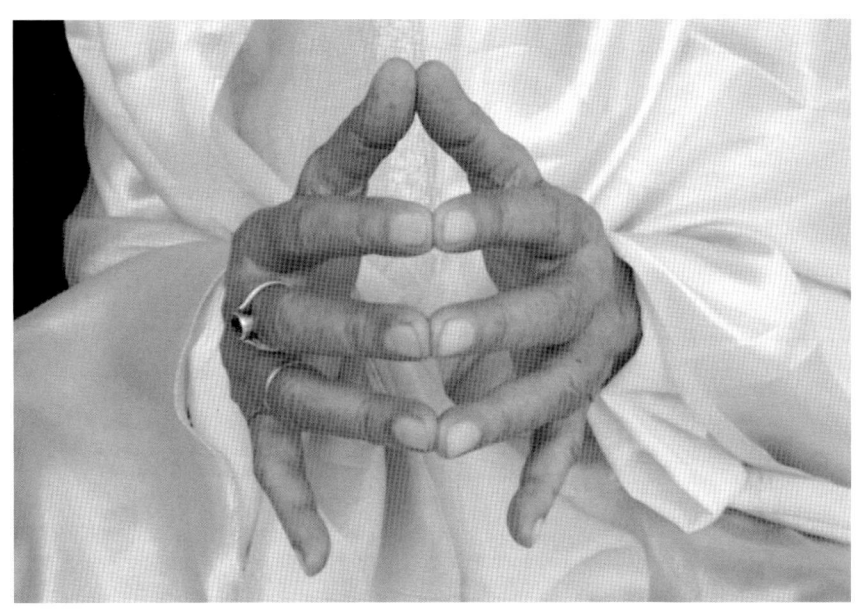

Shan Mukham Mudra

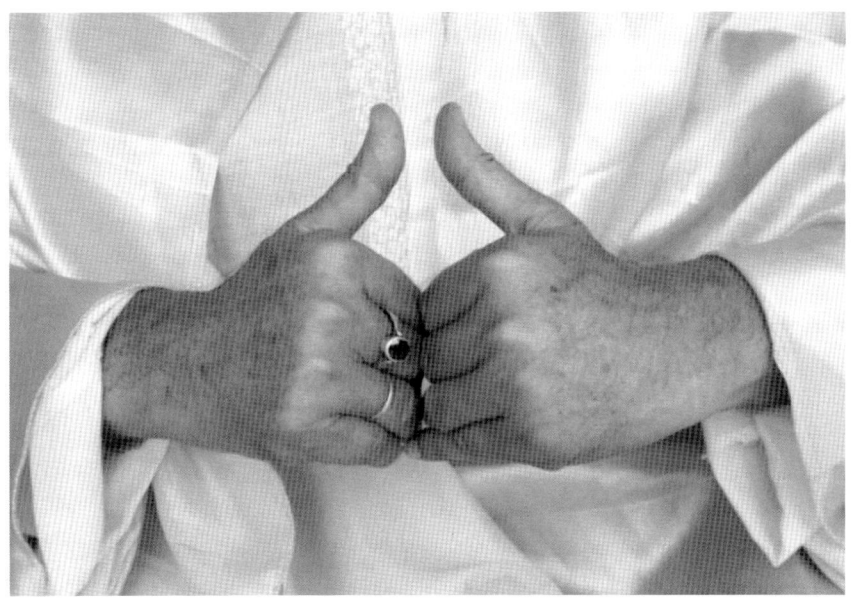

Adho Mukham Mudra

111

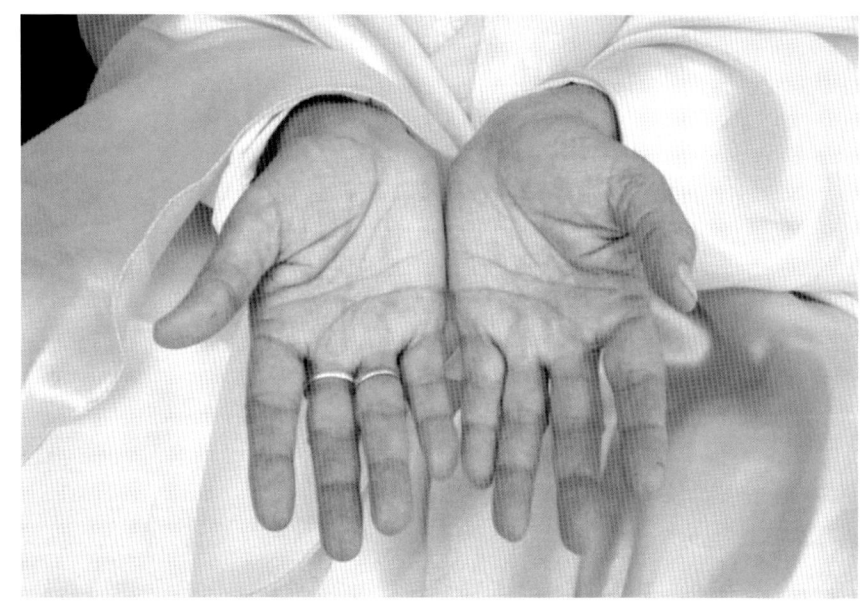

Viapkarjali Mudra

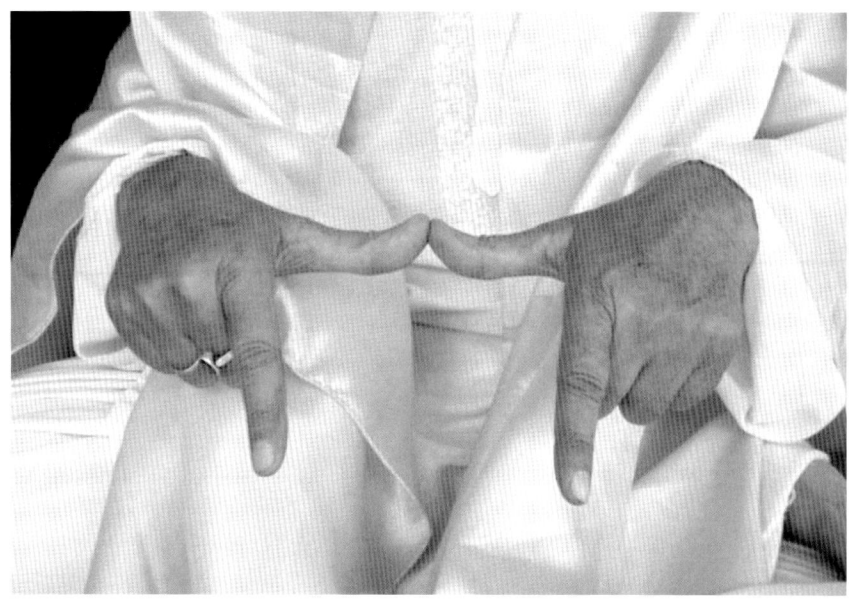

Shakatam Mudra

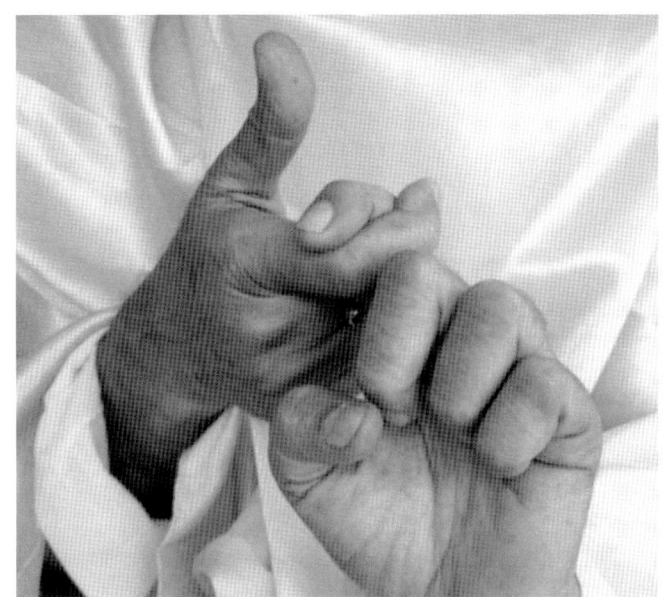

Yampasham Mudra

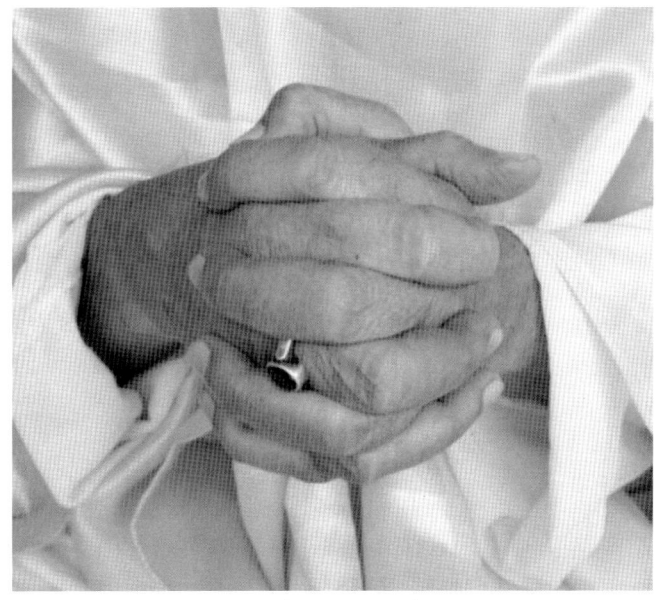

Granthitam Mudra

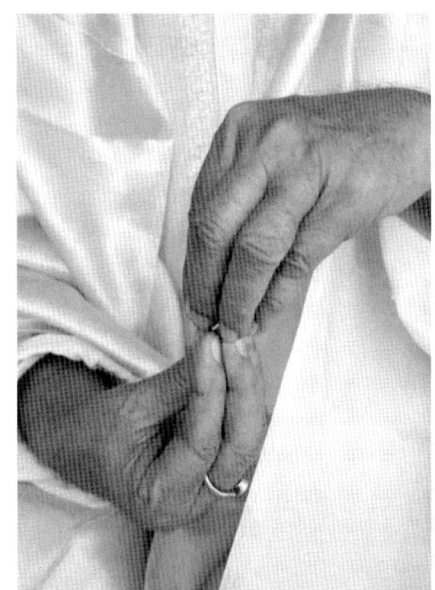
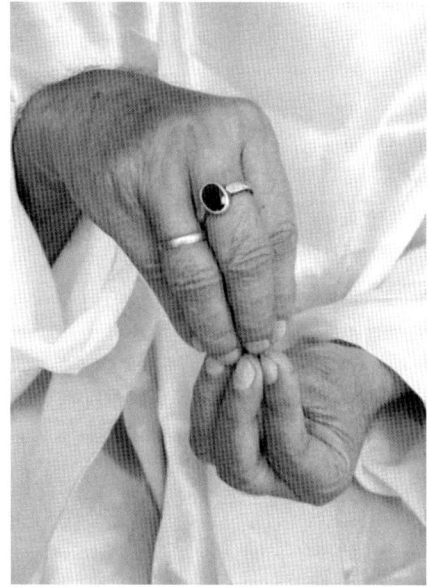

Chormukhookham Mudra

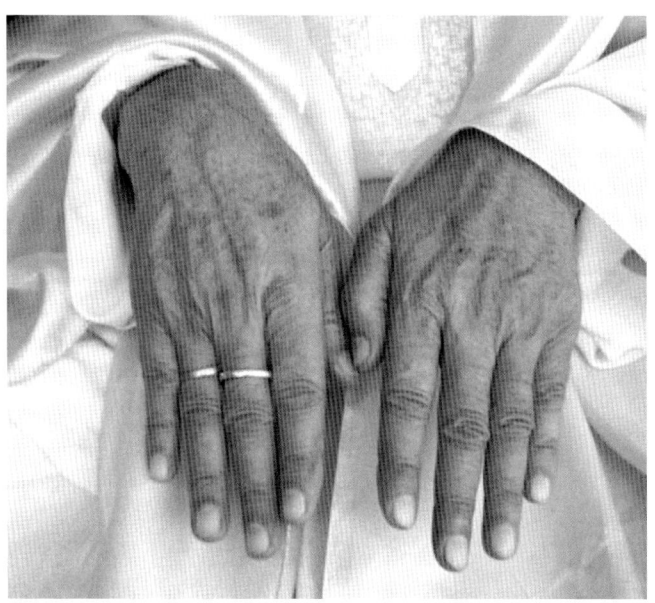

Prlambam Mudra

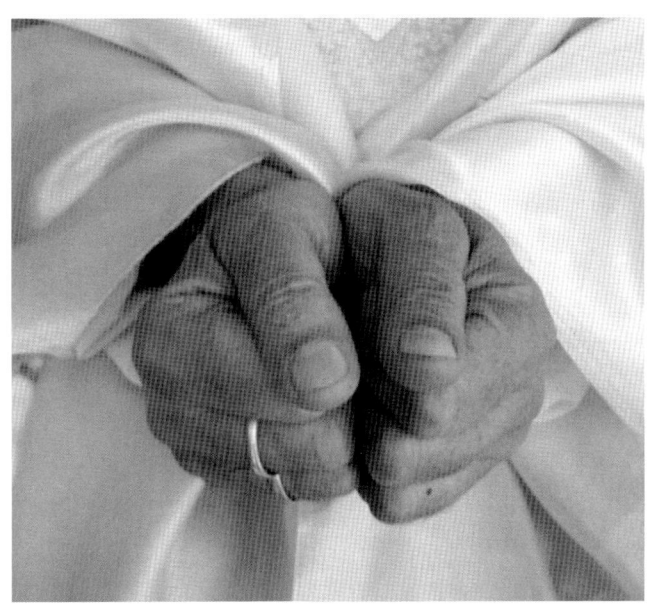

Mustikam Mudra

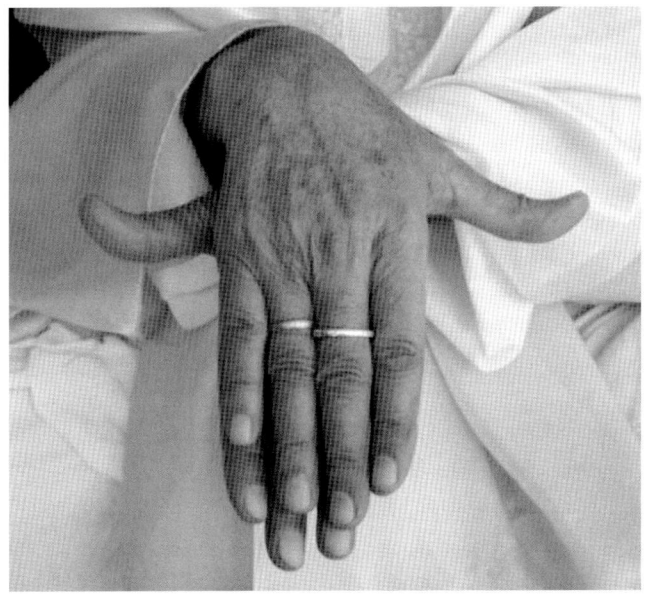

Matsayam Mudra

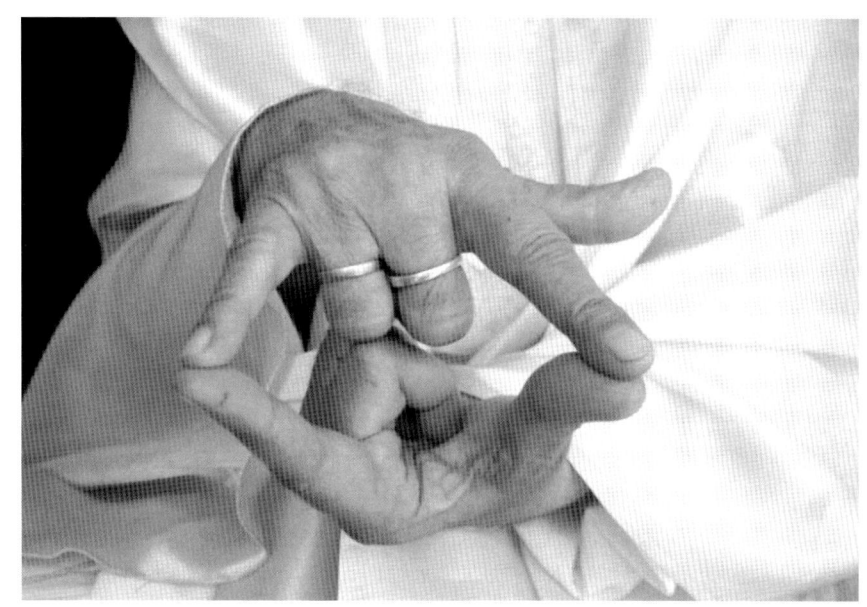

Kurmam Mudra

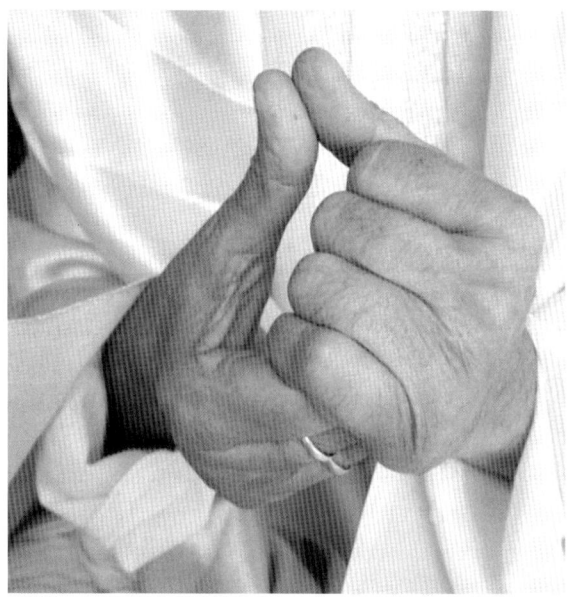

Varhakam Mudra

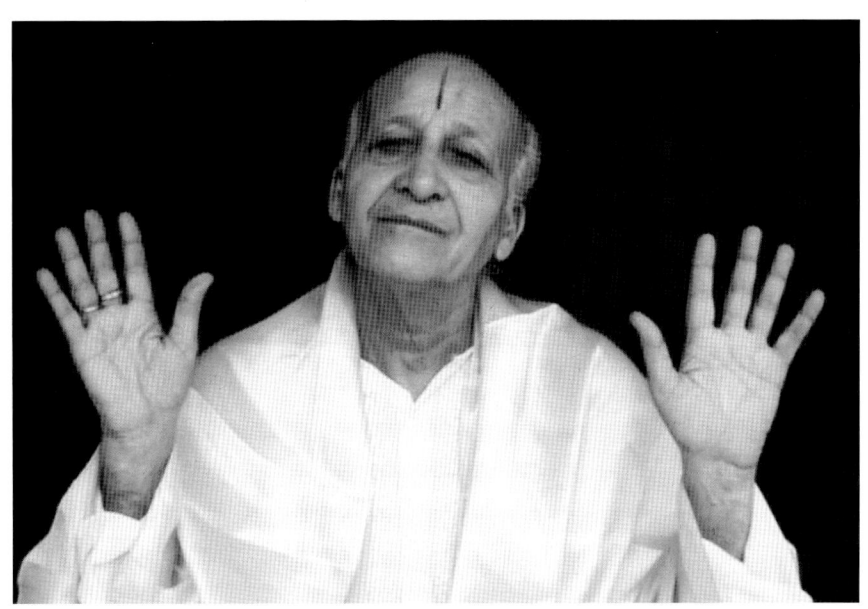

Sinhakant Mudra

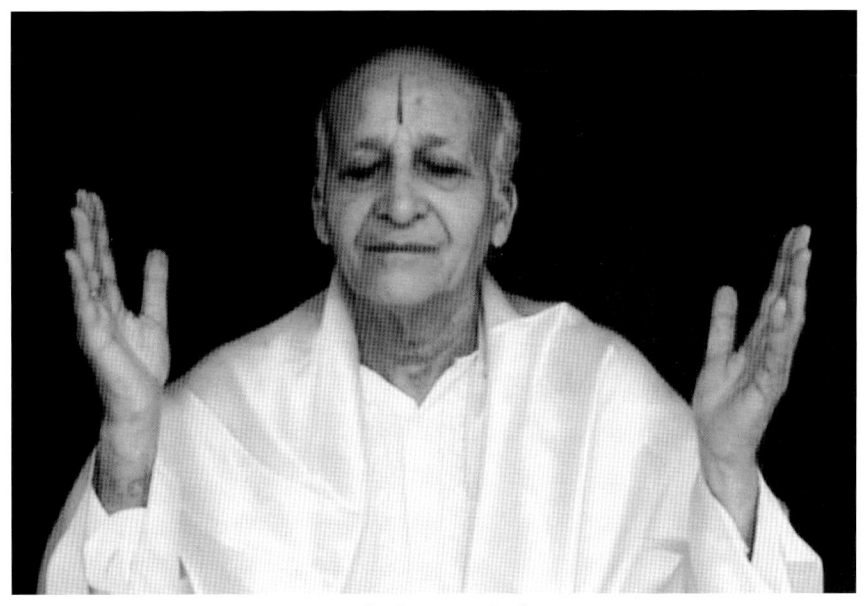

Mahakrant Mudra

117

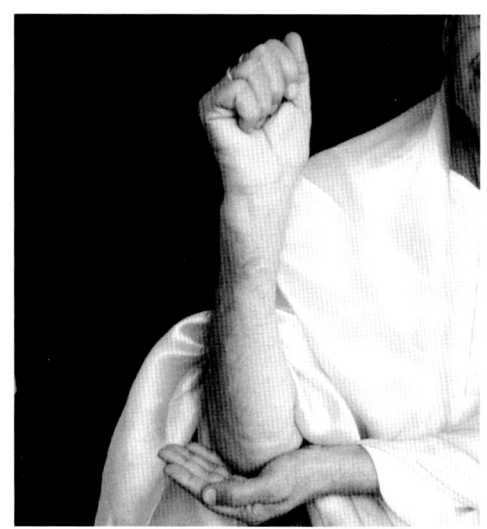

Mugdhram Mudra

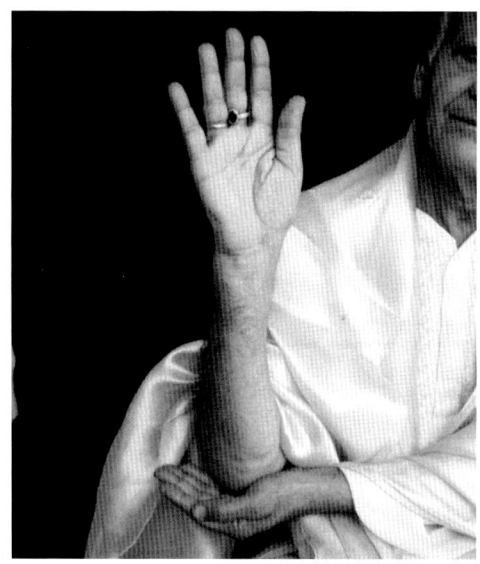

Palavam Mudra

Dies waren die 24 Gayatri-Mudras, die vor dem Gayatri-Japa durchzuführen sind.

Nun folgen die 8 Gayatri-Mudras, die nach dem Gayatri-Japa durchzuführen sind.

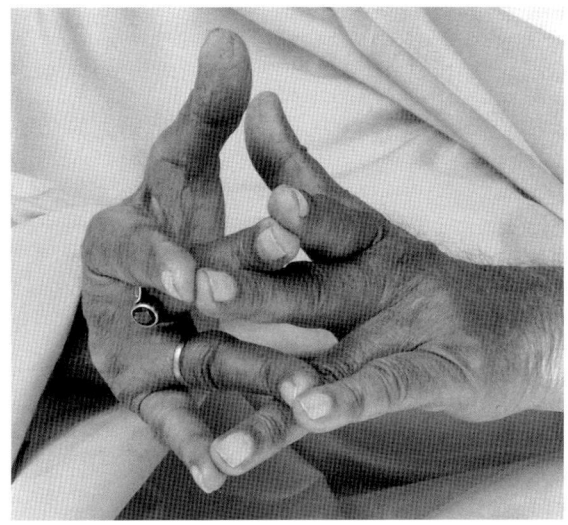

Surabhi Mudra

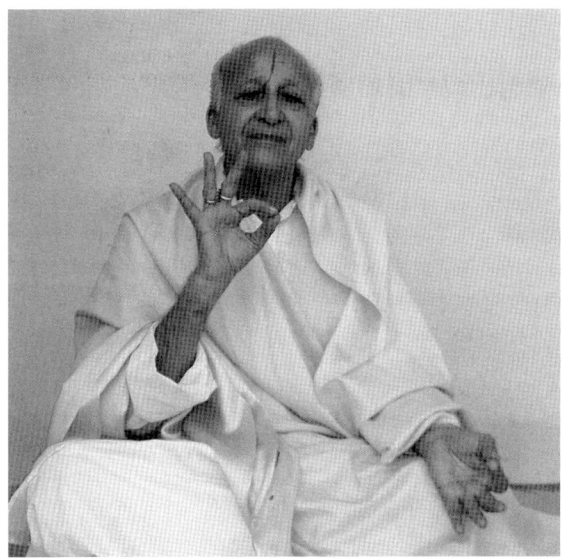

Gyan Mudra

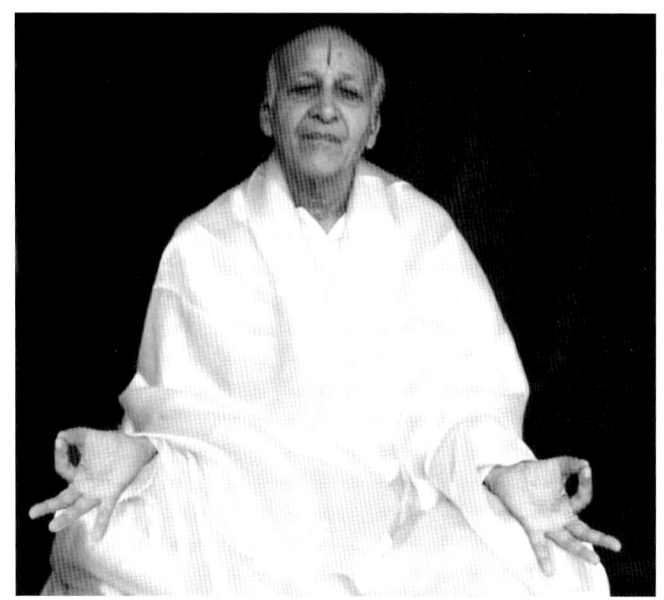

Vairagya Mudra

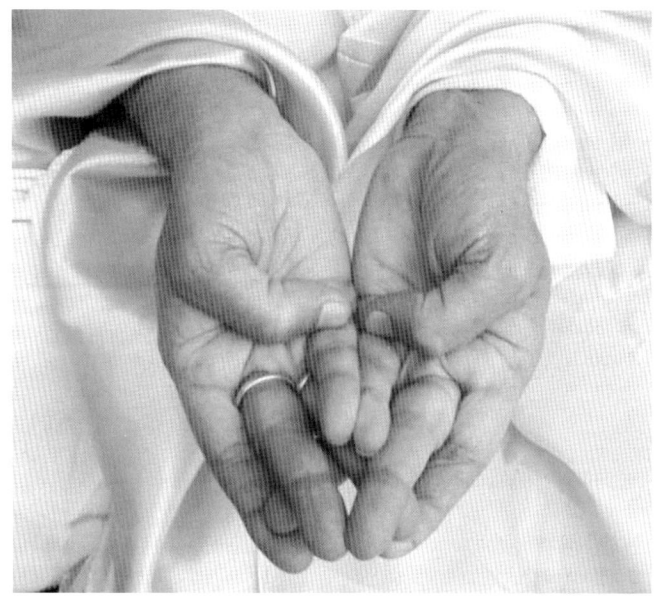

Yoni Mudra

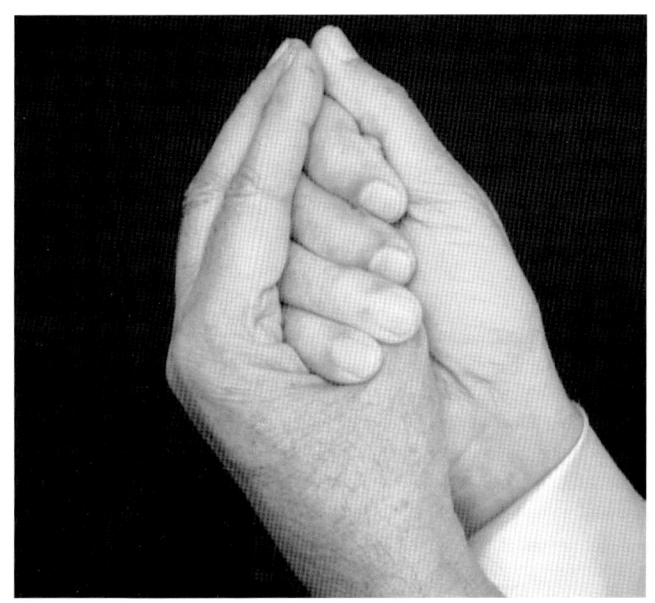

Shankh Mudra

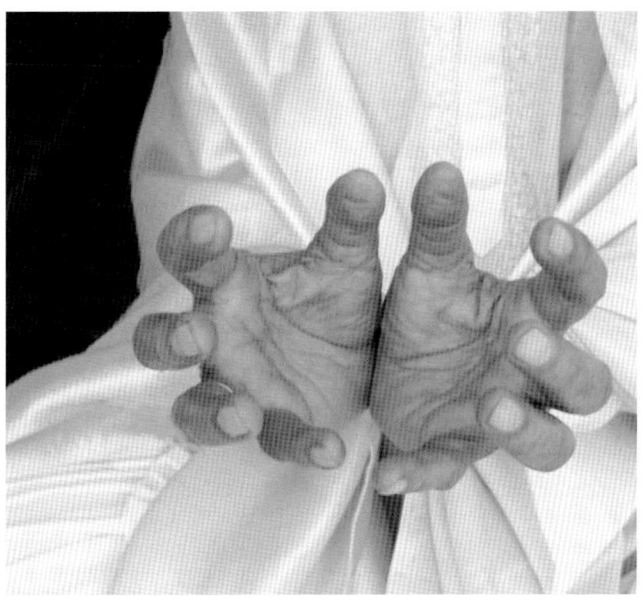

Pankaj Mudra

121

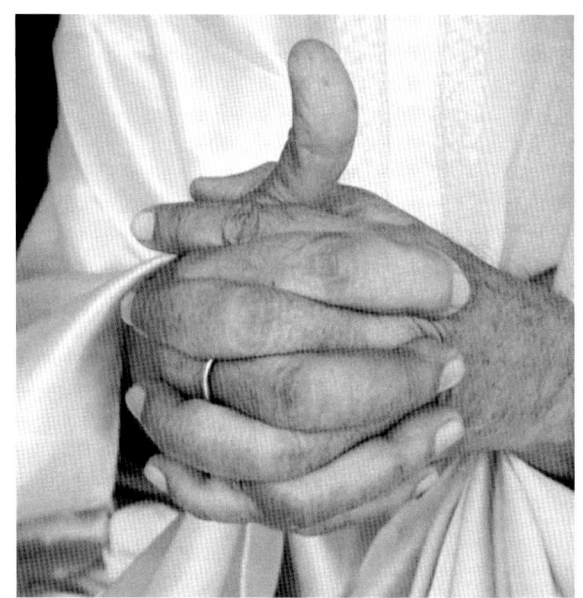

Linga Mudra

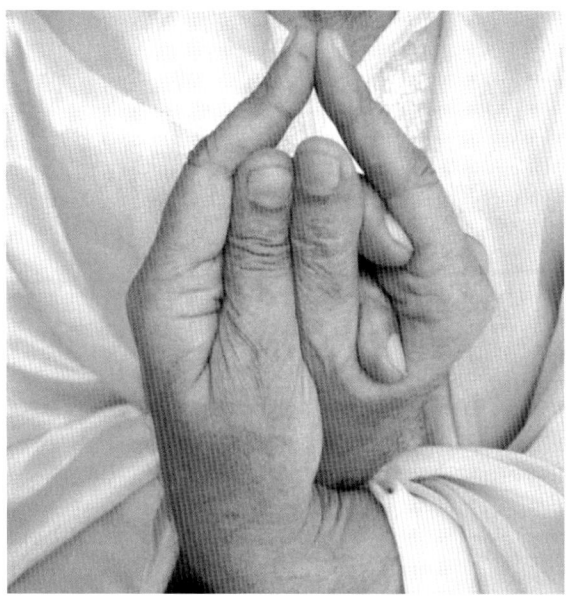

Nirvan Mudra

122

Diejenigen, die nicht jedes Mal mit dem Gayatri-Japa die Mudras durchführen oder nichts über die Mudras wissen, haben den *Shastras* zufolge keinen Erfolg verdient und werden ihn auch nicht bekommen.

Der Gayatri-Wissenschaft zufolge wird Gayatri selbst als eigenständiges Sadhana betrachtet. Gayatri ist keine gewöhnliche Wissenschaft. Zeit, Fleiß und eine besondere Form der Meditation sind notwendig, um es zu verstehen. Um große Kräfte zu erlangen, ist es notwendig, Yoga Sadhana täglich und mit fester Entschlossenheit auszuüben, ein enthaltsames Leben zu führen und eine ganz besondere Form von Gayatri-Sadhana zu praktizieren. Nur so können nennenswerte Resultate erzielt werden. Ohne harte Arbeit hat bis heute noch niemand etwas Besonderes vollbracht. Die großen Asketen, die auf dem unendlich weiten Feld der Mantra-Wissenschaft außerordentliche Erfolge erzielt haben, besaßen unzweifelhaft ein hohes Maß an Entschlossenheit und Ergebenheit. Mit eiserner Willenskraft, Mantra Sadhana, Yoga und Meditation gingen sie den mühevollen Weg, um ihr Ziel der Vollkommenheit zu erreichen. Was die Errungenschaften auf dem Gebiet von Gayatri betrifft, so ist der berühmteste Name zweifelsohne der von Maharshi Vishwamitra. Von frühester Zeit an bis heute ist der große Asket Maharshi Vishwamitra der Einzige, der die Großartigkeit des Gayatri-Mantra Sadhanas und die Wissenschaft von den unerschütterlichen und wunderbaren Kräften des Gayatri furchtlos und mutig vor dem gesamten Universum unter Beweis stellte.

Bis heute gibt es niemanden, der es auf dem Gebiet des Gayatri der Größe dieses wunderbaren und eindrucksvollen Asketen Vishwamitra gleichtun könnte. Die profunde Forschung, die er in früher Zeit mit einem hohen Maß an harter Arbeit und Umsicht auf dem Gebiet des Gayatri durchführte, ermöglichte es ihm, die unbestreitbare Macht des Gayatri Sadhanas zu erlangen, deren Beweis im Vollbringen unvorstellbarer Wunder für alle Menschen zu sehen war. Mit Hilfe der Macht des Gayatri hatte der beeindruckende Asket die Stärke erlangt, sogar die schwierigsten Aufgaben zu bewältigen. Aufgrund der Fähigkeiten, die ihm Gayatri verlieh, erlangte er sogar die Macht Brahmas (des Herrn der Schöpfung), eine vollkommen neue Welt zu erschaffen. Brahma allein kann die ganze Welt erschaffen oder verändern, aber Maharshi Vishwamitra war eine Ausnahme. Mit Hilfe der Kraft, die er durch *Yagya* und *Gayatri Shakti* erworben hatte, wollte er den König Trishanku in den Himmel schicken, doch die Götter waren dagegen und schritten ein. Man erzählt, dass Maharshi Vishwamitra deshalb begann, mit Hilfe der Macht, die er durch *Gayatri Shakti* erworben hatte, eine ganz neue Welt mit ihrem eigenen Himmel zu schaffen. Der Wissenschaft der Astrologie zufolge kann man einige Sterne, die Maharshi Vishwamitra zu Beginn seiner Neuschöpfung schuf, noch heute am Himmel sehen. Dies spiegelt die mächtigen Kräfte des Gayatri-Mantras wider.

Wenn Sie regelmäßig jeden Tag zumindest ein wenig Gayatri Sadhana mit einem aufrichtigen Gelöbnis (*Nyasa*), Konzentration und den Gayatri-Mudras praktizieren, dann werden Sie innerhalb kurzer Zeit allmählich die Fähigkeit entwickeln, sich selbst und auch anderen Menschen, die vor kleineren Schwierigkeiten stehen, zu helfen. Mit Hilfe der mentalen Kräfte, die Sie durch das Gayatri Sadhana erlangen, können Sie Wasser reinigen. Wenn ein kranker Mensch in diesem geweihten Wasser badet, werden kleinere Leiden des Körpers mühelos geheilt.

Wenn der Übende Mantra Sadhana, *Dhyana Kriya* (Konzentration) und *Trataka* in gleichem Maße und mit Willenskraft und fester Entschlossenheit praktiziert, können sie nach einer Weile viele verschiedene Kräfte und Fähigkeiten erwecken. Mantras, Dhyana und *Trataka* sind, jedes auf seine Weise, sehr mächtige Mittel. Ihre Praxis ist von sehr großer Bedeutung, und sie alle haben zahllose Aspiranten während ihres Sadhanas mit Visionen von unglaublichen, geheimnisvollen Ereignissen beschenkt. Die unermesslich große Domäne der Mantra-Wissenschaft findet man in einer Reihe von Religionen. Der größte literarische Schatz ist allerdings in der Religion der Hindu und der frühen *Arya* zu finden.

Bei näherer Untersuchung erweist es sich, dass die große Bedeutung der Mantra-Wissenschaft in der Gayatri-Wissenschaft liegt. Die Veden sind die Schatzkammer, die unzählige Mantras enthält, und Gayatri gilt als die Mutter aller Veden. Dies verdeutlicht, dass Gayatri die Mutter der machtvollen und besonderen Wissenschaft der Mantras ist. An vielen Stellen gehen die gelehrten *Shastris* (Professoren) und andere Rishis sogar so weit, dass sie sagen, ohne die Verehrung von Gayatri sei ein Erfolg bei den anderen Mantras zweifelhaft. Daher werden diejenigen, die Sandhya dreimal am Tag praktizieren, in ihrem Mantra Sadhana erfolgreich sein. Heute erweist sich, dass dies absolut wahr ist, denn manche Aspiranten vernachlässigen sogar ein geringes Maß an Gayatri Sadhana (dreimaliges Sandhya), und daher scheint es unmöglich, noch Aspiranten zu begegnen, die solche Fähigkeiten erlangt haben. Um auf diesem Gebiet die Kraft der Erkenntnis zu erlangen, muss Gayatri-Japa in Verbindung mit Mudras und Pranayama dreimal am Tag praktiziert werden.

Eine Analyse der Mudra-Wissenschaft

Regeln zum richtigen Zeitpunkt und andere
wichtige Aspekte

Die Wissenschaft der Mudras basiert auf den fünf grundlegenden Elementen. Auch in ihrer kleinsten Form enthalten diese fünf Elemente die mächtigen und übernatürlichen Kräfte des Universums. Unser Körper und die gesamte Welt sind eine Mischung dieser fünf Elemente. Alle großen und kleinen Dinge und alle Geschöpfe des Universums sind aus diesen fünf Elementen zusammengesetzt. Die Körper aller Tiere, Bäume, Pflanzen und anderen Dinge der Natur, ja, sogar die winzigsten Geschöpfe, die auf der Erde oder im Wasser geboren werden, bestehen aus diesen fünf Elementen. Dies bedeutet, dass die gesamte Welt einzig und allein aus diesen fünf Grundelementen besteht. Gedanken, Formen, Gerüche, Töne und sogar Gefühle können klein oder groß, schön oder hässlich, natürlich oder unnatürlich, weich oder hart, süß oder sauer oder bitter sein, aber die fünf Elemente sind auch in der winzigsten Lebensform vorhanden. Die Rishis haben schon in sehr früher Zeit die Geheimnisse der fünf bedeutenden Elemente der Natur verstanden. Die Namen der fünf Elemente sind: Äther, Luft, Feuer, Wasser und Erde. Es sind die fünf großen Grundelemente der Schöpfung. Diesen fünf Grundelementen werden folgende Eigenschaften zugeordnet: der Klang dem Äther (bzw. Himmel), das Fühlen der Luft, die Form dem Feuer, der Geschmack dem Wasser, der Geruch der Erde. In der gesamten Natur kann die Stimme nur durch das Element des Äthers vernommen werden, und das Hörorgan ist das Ohr. Das Fühlen ist die Eigenschaft des Elements Luft, und das Organ, mit dem wir fühlen, ist die Haut. Desgleichen ist die Form die Eigenschaft des Feuers, und sein Wahrnehmungsorgan sind die Augen. Der Geschmack ist die Eigenschaft des Wassers, und er steht in Beziehung zur Zunge. Die Eigenschaft der Erde ist der Geruch, und ihr besonderes Organ ist die Nase.

Trayam ekatra samyama

Dieser Yoga Sutra von Patanjali (III.4) zufolge ist es möglich, durch das getrennte Meditieren über die fünf Elemente diese Elemente im Körper erfolgreich zu steuern. Auf diese Weise kann der Praktizierende auf dem Gebiet der Natur Wunder vollbringen, die ja aus diesen fünf Elementen besteht.

Der menschliche Körper ist die größte und die wunderbarste Schöpfung der Natur. Aus Sicht des Yoga besitzt der menschliche Körper zahlreiche fassbare und unfassbare Eigenschaften, deren außergewöhnliche Geheimnisse erst durch genaues Studium und genaue Beobachtung für das yogische Auge offenbar werden. Es sind die sieben Yoga-Chakras. Da jedoch nur fünf Chakras mit den fünf Elementen der Schöpfung verbunden sind, gelten diese als die fünf wichtigsten Chakras: Muladhara (Perineum), Svadisthana (Unterleib), Manipura (Solarplexus), Anahata (Herz) und Vishudda (Hals). Die fünf Yoga-Chakras haben eigene Schlüsselwörter, auch *Bija Mantra* genannt. Die fünf Silben oder Worte, die den Chakras von der Mantra-Wissenschaft nach eingehendem Studium und praktischen Experimenten zugeordnet wurden, lauten: *Lam* für die Erde, *Vam* für das Wasser, *Ram* für das Feuer, *Ham* für den Äther und *Yam* für die Luft. Einem Yogi wird erst dann die Erlaubnis gewährt, in die höheren Stufen des Yoga einzutreten, wenn er die fünf wichtigen Chakras gemeistert hat. Die indischen Sprachexperten haben im Geiste der universellen Gesetze gearbeitet, nach eingehender Forschung die Grundlagen der Sprachwissenschaft festgelegt und, ohne die Regeln der Wissenschaft zu verletzen, die fünf Silben für die Elemente beschlossen, nämlich *Lam, Vam, Ram, Ham* und *Yam*. Es ist wahr, dass der Körper eines Yogi, der die Silbe *Lam* als Mantra ständig wiederholt, innerlich und äußerlich das Element Erde auf eine ganz spezielle Weise entwickelt, und die wunderbaren Eigenschaften der Erde werden neu aufgeladen. Die Erkennungssilbe des Elements Erde ist Lam, seine Farbe ist gelb, sein Yoga-Chakra ist das Muladhara (Perineum). Wird all dies gemeinsam mit dem richtigen Maß an Entschlossenheit und Konzentration praktiziert, dann ist es möglich, in der Natur eine Revolution zu bewirken. Wenn es einem Übenden durch höchste Konzentration gelingt, die vollendete Fähigkeit des Muladhara Chakras zu erlangen, so hat dies eine wunderbare Wirkung auf seinen gesamten Körper und auf seine Gesundheit. Es ist der Beweis dafür, dass das höchste Ziel zu gegebener Zeit erreicht wird, wenn der Übende die fünf Elemente, ihre Formen und ihre Chakras entsprechend der in den *Shastras* enthaltenen Anweisungen mit voller geistiger Konzentration, in einem Zustand der Versenkung und mit einem hohen Maß an geistiger Ausgeglichenheit praktiziert und sein Ziel nicht aus den Augen verliert. Dies bewirkt, dass der Übende im Hinblick auf dieses Element auch aus der weltlichen Sicht wertvolle Vorteile erringen kann.

Mit Hilfe tiefer Meditation und wissenschaftlicher Forschung fanden die indischen Rishis also heraus, dass die fünf grundlegenden Elemente auf profunde Weise nicht nur mit der gesamten Natur, der Sprache, dem Körper und den Yoga-Chakras mit ihrem Ort, ihrer Form, ihrer Farbe und ihrem Schlüsselwort verbunden sind, sondern auch noch mit zahlreichen anderen Geheimnissen, die mit dem Erlangen der allerhöchsten Fähigkeit zur Meditation zu tun haben. Die praktischen Experimente, die diese Rishis durchführten, waren in jeder Beziehung erfolgreich. Wenn diese eigenständige indische Wissenschaft genau studiert und wissenschaftlich analysiert wird, fördert sie wahrhaft erstaunliche Offenbarungen zutage.

Der Wissenschaft zufolge ist der menschliche Körper von sehr großer Bedeutung. Als der wichtigste und erstaunlichste Teil des Körpers gilt die Hand, die ein Symbol der Kraft ist. Die Hand eines jeden Menschen verfügt in Form der fünf Finger über die fünf Elemente der Schöpfung. Der Wissenschaft der Mudras zufolge wird dem Daumen das Element Feuer, dem Zeigefinger das Element Luft, dem Mittelfinger das Element Äther, dem Ringfinger das Element Erde und dem kleinen Finger schließlich das Element des Wassers zugeordnet. Bisher glaubten die Wissenschaftler einfach, dass die Hände des Menschen winzige elektrische Wellen ausstrahlen, aber der Mudra-Wissenschaft zufolge strömt aus jedem Finger eine andere Form sensibler elektrischer Wellen. Die Praxis von Yoga Sadhana kann den Fluss dieser sensiblen elektrischen Wellen verstärken, die gute und schlechte, tugendhafte und niederträchtige Wirkungen auslösen können. Die Rishis studierten und erforschten den menschlichen Körper mit Hilfe verschiedener Medien auf exakt wissenschaftliche Weise.

Die großen Meister der Handlesekunst haben belegt, dass in den Teilen der Hand und der Finger verschiedene Planeten repräsentiert sind. Ihnen zufolge ist der Zeigefinger mit dem Planeten Jupiter verbunden, der Mittelfinger mit dem Saturn, der Ringfinger mit der Sonne, der kleine Finger mit Merkur und der Daumen mit Mars. Auch ihre Wirkungen wurden erkannt und erfahren.

Der Yoga-Wissenschaft zufolge liegt die größte Bedeutung der Finger darin, dass sie Mudras formen können. Mit den Fingern der Hände können äußerst vielfältige und erstaunliche Formen und Gesten gebildet werden, die man als Mudras bezeichnet. Alle Mudras gehören zur Kategorie des *Tattva Yoga*.

Selbst im Hatha Yoga haben kenntnisreiche und wissenschaftlich orientierte Yogis viele Mudras erdacht und vorgeschrieben. Auch diese Mudras besitzen große Kraft und haben außergewöhnliche praktische Wirkungen. Die wichtigsten Bücher, in denen der Hatha Yoga beschrieben wird, sind Shandilya Upanishad, Trishikhi Brahmana Upanishad und Yoga Tattva Upanishad. Shiva Samhita und Gheranda Samhita sind die wichtigsten Schriften, in denen man Einzelheiten über Mudras finden kann. Auch die Bhagavad Gita, Bhakti Sagar und Kabir Sakhi enthalten Beschreibungen von Mudras, die Beweis dafür sind, dass Rishis, Munis, Heilige und Gelehrte schon in früher Zeit die wissenschaftliche Bedeutung der Hand und der Finger verstanden hatten, sich der göttlichen Kraft, die ihr innewohnte, bewusst waren und sie auf vielfältige Weise sinnvoll einsetzten. So befahlen die Rishis zum Beispiel, morgens nach dem Öffnen der Augen zuerst die Innenfläche der Hand zu betrachten.

Also wird gesagt, und es stimmt, dass der Mensch vom Glück begünstigt wird, der morgens die Augen öffnet, seine Hände betrachtet und anschließend beide Hände über das gereinigte Gesicht bewegt. Es gibt eine wissenschaftliche Methode, nach der diese Zeremonie durchgeführt wird, und bei richtiger Ausführung zeigen sich ihre praktischen Wirkungen bereits nach kurzer Zeit.

Dies führt uns zu einem sehr ungewöhnlichen Aspekt im Hinblick auf die Kraft des Zeigefingers. Einem Reim aus Goswami Tulsidas Werk *Ramcharitamanas* – und auch praktischen Beweisen – zufolge verwelkt die Blüte der weißen Kürbispflanze und stirbt, ohne je Früchte getragen zu haben, wenn ein Mensch seinen Zeigefinger auf die Blüte richtet.

Wenn der Zeigefinger auf alle Blüten des Rankengewächses gerichtet wird, trägt die Kürbispflanze keine einzige Frucht. Das beweist, dass Finger und Hände die Quelle einer Form von Energie sind. Die alten Rishis haben diese Wissenschaft sehr eingehend studiert und Regeln für ihre Anwendung formuliert. Dazu gehört zum Beispiel das Verbot des Händedrucks. Anders als im Westen ist es in der indischen Kultur nicht üblich, allen Menschen zur Begrüßung die Hand zu geben. Aus wissenschaftlicher Sicht können die winzigen und sehr sensiblen elektrischen Wellen, die von der Hand ausgestrahlt werden, andere Menschen positiv oder negativ beeinflussen. In gewisser Hinsicht mag dies zwar nutzbringend sein, aber zugleich kann auch Schaden daraus entstehen.

Die Kraft, die von der eigenen Hand ausgeht, kann man auch erfahren, wenn man eine Mimose, auch „Rührmichnichtan" genannt, berührt. Wenn diese sehr empfindsame Pflanze, deren Hindi-Bezeichnung *Lajwanti* ist, von einer Hand berührt wird, falten sich ihre Blätter sofort zusammen, welken und schrumpfen. Die menschliche Hand strahlt mit Sicherheit elektrische Wellen aus, die eine Wirkung auf Pflanzen wie die *Lajwanti* haben. Durch genaues Forschen und Nachfragen können viele unerklärliche Rätsel wie dieses entdeckt werden, und die Kräfte in der Hand eines Menschen werden offenbar.

Aus der Hand eines gesunden Menschen fließt eine gesunde Energie, und aus der Hand eines ungesunden Menschen fließt eine ungesunde Energie. Deshalb hat es ganz sicher auch eine positive oder negative Wirkung auf jeden Menschen, der von der Hand eines anderen Menschen berührt wird.

Die alten Rishis haben die Wissenschaft der Mudras erforscht und dabei auch die wissenschaftlichen Feinheiten des menschlichen Körpers berücksichtigt. Dies hat dazu geführt, dass sie viele tausend Mudras mit außergewöhnlichen Wirkungen geschaffen haben.

Viele große Männer und Heilige der Welt hatten mit Hilfe ihrer kraftvollen Visionen erkannt, dass alle Menschen durch den gesamten Körper und insbesondere die Hände fortwährend eine besondere Form elektrischer Wellen – eine Aura – ausstrahlen. Durch die Konzentration des Geistes gewinnt dieser elektrische Strom jedoch an Schwung und fließt schnell auf kraftvollere und wirksamere Weise. Deshalb entwickeln Augen, Hände und Füße des Praktizierenden durch die Konzentration des Geistes und den Strom der auf machtvolle Weise aktivierten elektrischen Kraft ganz besondere Fähigkeiten, deren unmittelbare Wirkung schon oft erfahren worden ist. So berührte Swami Ramakrishna Swami Vivekananda mit den Füßen, machte ihn dadurch zum Empfänger seiner Energie und verlieh ihm durch die *Shaktipad*-Einweihung[16] eine tiefe spirituelle Wahrnehmung. In derselben Weise kann der Praktizierende, während er sich im Zustand der geistigen Erhöhung durch Konzentration befindet, die Gesundheit durch Berührung oder Reiben unmittelbar wieder herstellen. Dieser kraftvolle Magnetismus fließt in einem schwachen oder starken Strom ständig aus jedem Mann und aus jeder Frau hervor. Die Praxis der Mudras und ihr richtiger Gebrauch im Anschluss an *Sandhya* oder *Puja*[17] (dreimal am Tag) kann dem Praktizierenden außerordentlichen Gewinn bringen. Durch das ständige Praktizieren der Mudras erschafft und umgibt sich der Praktizierende mit einer Aura aus himmlischen elektrischen Wellen, die ihn umströmen. Diese elektrische Hülle bildet sich bereits durch das Rezitieren von Mantras. Um den größtmöglichen Nutzen zu erzielen, experimentierten die gelehrten indischen Wissenschaftler jedoch mit zahlreichen anderen Methoden, zu denen Mantras, Mudras, die ethische Gesinnung und Meditation gehörten und die, wenn sie alle gemeinsam praktiziert wurden, in der Person des Praktizierenden bedeutsame Veränderungen hervorriefen.

Ich selbst habe mich immer darum bemüht, *Nyasa*, *Dhyana*, Mudras und andere Methoden regelmäßig und wiederholt zu praktizieren. Ich habe die ungewöhnlichen und erstaunlichen Vorteile dieser außergewöhnlichen Wege der Anbetung selbst gesehen und auch

---

16 *Shaktipad:* das Herabsteigen göttlicher Energie
17 *Puja:* Opferritual, bei dem meist Früchte, Blumen oder Räucherwerk dargebracht werden

erfahren. In manchen Religionen kann man beobachten, dass bei besonderen Gelegenheiten mit den Fingern das Zeichen des Kreuzes vor dem Gesicht und dem Herzen in die Luft gezeichnet wird. Auch in vielen anderen Religionen gebrauchen die Menschen, meist beim Gebet, ihre Hände oft auf eine besondere Weise. So berühren die Finger des Betenden während des Gebets zum Beispiel verschiedene Teile des Körpers auf besondere Weise. Danach blickt er auf seine Hände und legt sie vor sein Gesicht. Verglichen mit anderen Religionen haben die Rishis der traditionellen indischen *Sanatan*-Religion dieses Thema jedoch am wissenschaftlichsten erforscht und studiert. Vedische Asketen haben mit *Tarpana*, *Marjana* (Versprengen von Wasser zum Zweck der Reinigung), *Nyasa*, Mudras und auch anderen, weniger ungewöhnlichen Bräuchen experimentiert. In der indischen Religion betrachtet man die Hand als Bindeglied zu den verstorbenen Vorfahren. Der *Tarpana Shastra* zufolge haben indische Rishis verkündet, dass das erste Glied der Finger den Göttern als heilig gilt. Der Spalt zwischen Daumen und Zeigefinger wird als eine Opfergabe an die Vorfahren betrachtet.

Wie, zu welcher Zeit, in welchem körperlichen Zustand und mit welchem Material sollte die *Tarpana*-Zeremonie durchgeführt werden? Welches sollte die Mudra der Hand und welches die Mudra des Körpers sein? Dies sind nur einige der vielen komplizierten wissenschaftlichen Fragen, die klar darauf hindeuten, dass die verschiedenen Bereiche der Hand verschiedene Arten von elektrischem Strom aussenden. Nachdem die Rishis diese Rätsel bis in alle Einzelheiten studiert hatten, nutzten sie diese wissenschaftlichen Prinzipien erfolgreich in der Ausführung der Tarpana Marjana Mudra.

Der menschliche Körper ist wahrhaft ungewöhnlich. Der gesamte Körper – Augen, Hände, Beine und andere Körperteile – sendet fortwährend verschiedene Formen von Energie aus. Die indischen Rishis waren sich dessen bewusst. An verschiedenen Stellen in den religiösen Büchern finden sich Anweisungen dafür, welche Form von elektrischer Energie wann und wofür gebraucht wird. Die Begründer und Verkünder der spirituellen indischen Wissenschaften haben die unterschiedlichen *Vidhis* (Techniken) der höchsten Opferung selbst praktiziert, geprüft und verbessert. Erst wenn sie selbst diese Techniken für geeignet hielten, wurden sie der Öffentlichkeit verkündet.

Heutzutage erforschen viele Länder unsere ungewöhnlichen religiösen Riten und Rituale. Dazu gehören zum Beispiel die *Christian Science Society* in den USA und die *Theosophical Society* in London. Doch auch in Russland und in Deutschland werden Untersuchungen und Forschungen angestellt, um etwas über diese außergewöhnlichen indischen Überlieferungen in Erfahrung zu bringen. Indische Yogis und Wissenschaftler haben die kaum wahrnehmbare Lebensenergie, die der menschliche Körper ausstrahlt, sehr eingehend untersucht. Der Wissenschaft der Mudras zufolge senden die einzelnen Finger und auch die anderen Bereiche der Hand unterschiedliche Formen elektrischer Wellen aus. Nachdem die Begründer der Mudra-Wissenschaft ein hinreichend großes Verständnis für diese Phänomene erlangt hatten, fanden sie heraus, wie und in welcher Weise die Finger etwa beim Essen, bei der Durchführung einer Yagya-Zeremonie, bei der Anbetung, beim Segnen und sogar bei der Beschimpfung eines anderen Menschen benutzt werden sollten. Sie hatten das Wissen um diese Dinge in vollkommener Weise begriffen.

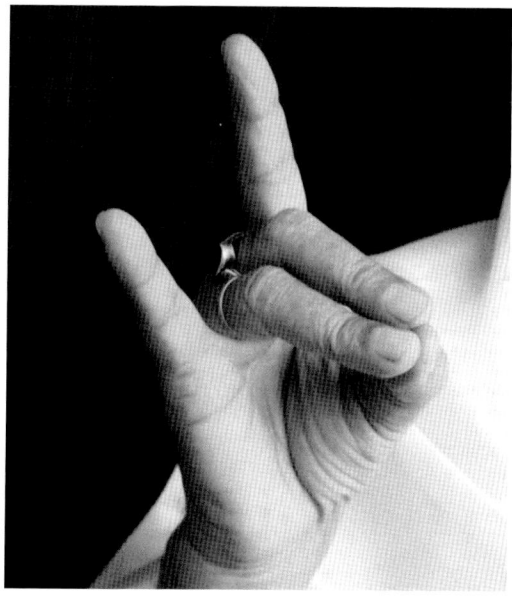

Apan Mudra

133

Um den Körper zu reinigen, sollten zum Essen der Mittelfinger, der Ringfinger und der Daumen zur Apan Mudra aneinandergelegt werden.

Um verlorene Energie im Körper zurückzuerlangen oder einen Vitaminmangel im Körper auszugleichen, sollten zum Essen die Spitzen von Ringfinger, kleinem Finger und Daumen zur Pran Mudra aneinandergelegt werden.

Um den Blutdruck zu regulieren, können zum Essen Zeigefinger, Mittelfinger und Daumen zur Vayan Mudra aneinandergelegt werden. All dies beweist, dass die Yogis in früher Zeit das Wohlergehen aller Menschen im Sinn hatten und zu diesem Zweck eine Reihe verschiedener religiöser Riten einführten. Beim Essen spielen die Finger eine sehr wichtige Rolle.

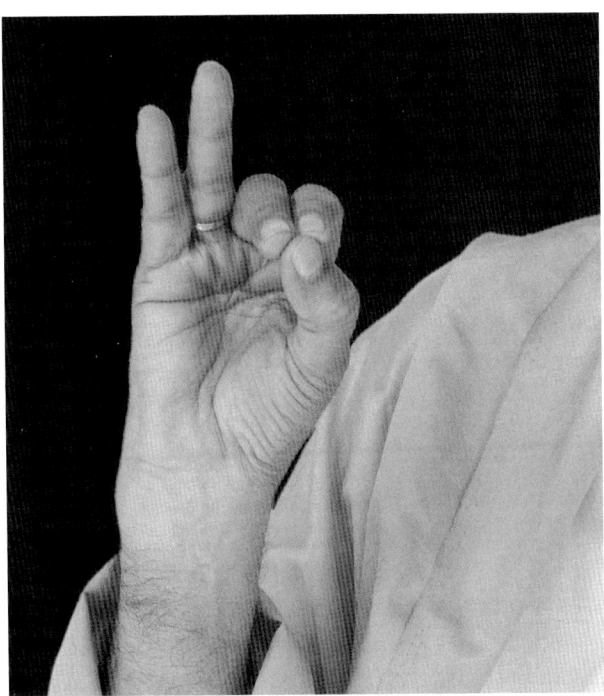

Vayan Mudra

Sicherlich haben Sie schon einmal beobachtet, dass viele Menschen beim Gähnen mit Daumen und Mittelfinger schnippen. Die meisten Menschen wissen allerdings nichts von der wissenschaftlichen Bedeutung dieser Geste. Nur wenige Menschen kennen das Geheimnis, das sich dahinter verbirgt. Wenn jemand während des Gähnens zufällig eine Kiefersperre erleidet und den Mund nicht mehr schließen kann, braucht er lediglich mit Mittelfinger und Daumen zu schnippen. Die Sperre löst sich automatisch, und er kann den Mund wieder schließen.

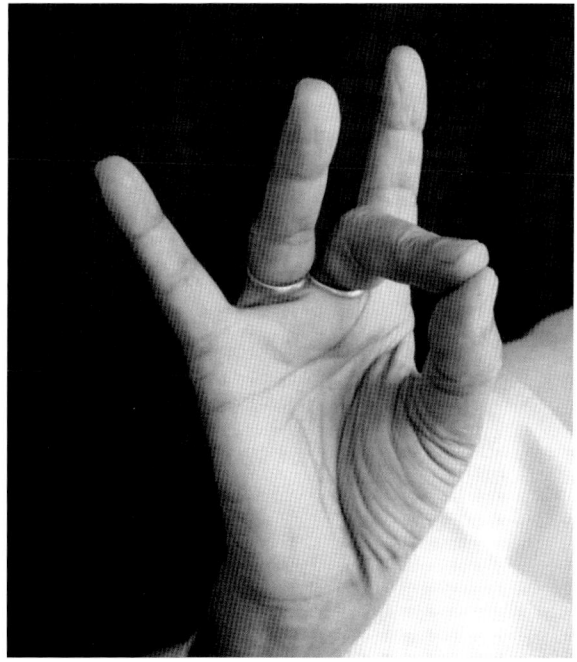

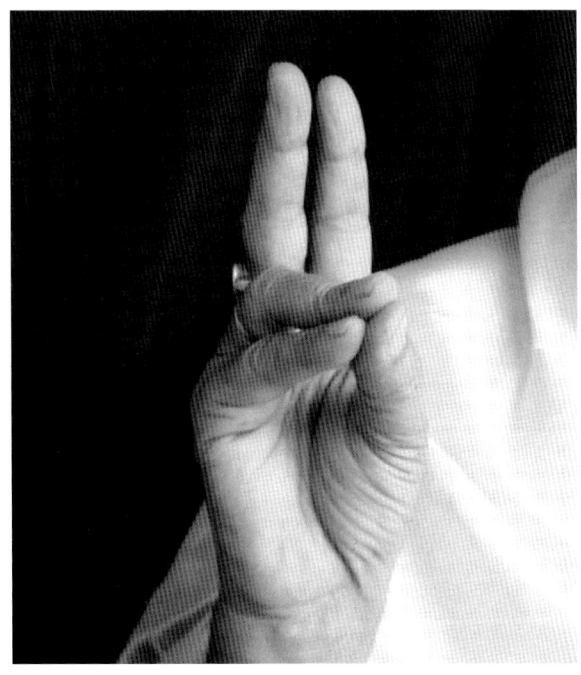

Pran Mudra

Auch eine Augenstarre kann mit Hilfe einer Mudra gelöst werden, und zwar indem Ringfinger, kleiner Finger und Daumen wie in der Pran Mudra gegeneinander gerieben werden. Die Augenstarre löst sich, und der Betroffene kann seine Augen wieder normal bewegen. Die Praxis der Pran Mudra kann viele Augenkrankheiten heilen, und sie kann außerdem das Sehvermögen verbessern.

Verspannungen im Nacken können gelockert und die Beweglichkeit des Nackens kann verbessert werden, indem man das Handgelenk auf eine ganz bestimmte Weise bewegt.

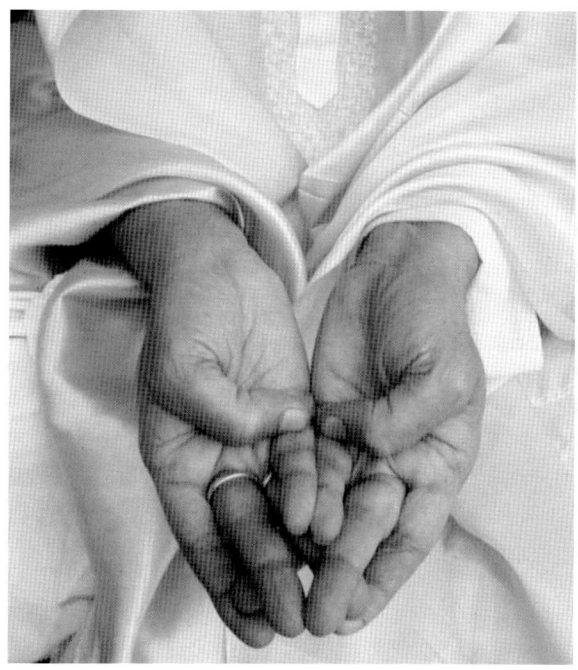

Yoni Mudra

Die Yoni Mudra kann die sexuelle Energie im Körper erhöhen. Sie gilt als eine sehr wichtige Mudra. Auch in spiritueller Hinsicht wird in religiösen Büchern auf diese Mudra verwiesen. Die Yoni Mudra kann als spirituelle, körperliche und göttliche Mudra zugleich gelten.

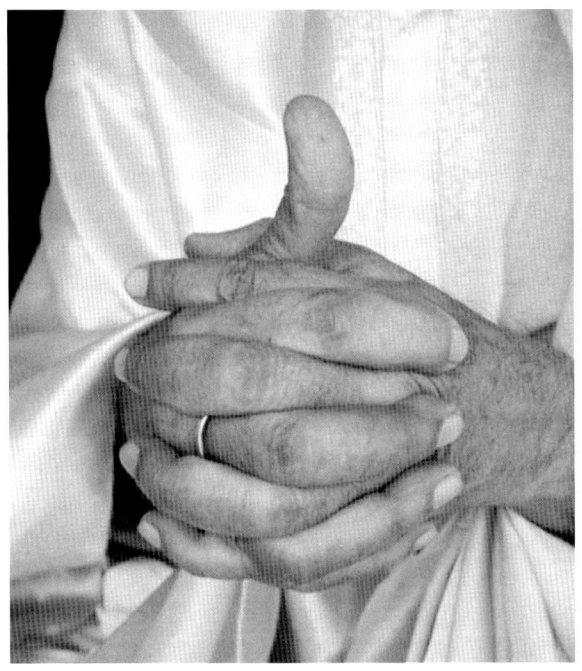

Linga Mudra

Auch die Linga Mudra gilt als eine Form der Anbetung. Besonders die Anhänger von Bhagwan Shankar praktizieren die Linga Mudra, während sie ihn verehren.

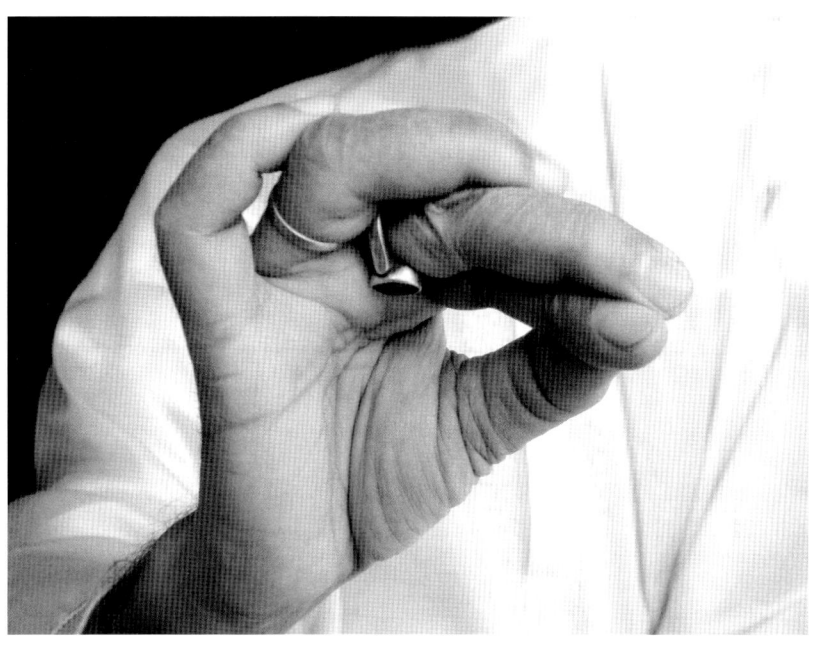

Kamjayi Mudra

Mit Hilfe der auf dieser Abbildung dargestellten Kamjayi Mudra kann der geweckte Sexualdrang unterdrückt werden. Ihre Praxis über einen längeren Zeitraum kann auch die sexuelle Leidenschaft unter Kontrolle bringen.

Es gibt viele verschiedene Arten von Mudras. Zu den wichtigsten gehören die, die mit den Fingern der Hand ausgeführt werden. Sie zählen zur Kategorie der spirituellen Kontemplation, und ihre Wirkungen sind wahrhaft außergewöhnlich. Manche zeigen ihre kraftvolle Wirkung auf den menschlichen Körper bereits nach wenigen Sekunden. Dann folgen die Mudras des Hatha Yoga, die in den besonderen Körperhaltungen des Hatha Yoga, Asanas und Pranayama, ausgeführt werden. Zu den wichtigsten Mudras im Hatha Yoga gehören: Mula Bandha, Maha Bandha, Khechari Mudra, Viparita Karani, Yoni Mudra, Vajroli Mudra, Tadagi Mudra, Bhujangini Mudra, Tadana Paridhana und Yukta Parichalana. Gemeinsam mit den *Shatkarmas*[18] (Neti, Dhauti, Vasti, Kunjal, Nauli und Trataka) bilden die Mudras einen Teil des Hatha Yoga.

---

18 *Shatkarmas* oder *Shatkriyas:* sechs Reinigungsübungen im Hatha Yoga

Mudras der Anbetung

In zahlreichen Ländern und Religionen, in denen Gott auf vielfältige Weise verehrt wird, dienen Mudras als eine spezielle Form des Gebets.

Indische Bücher erwähnen die Verwendung von Mudras in vielen verschiedenen Bereichen, wie etwa *Puja, Upasana* oder Tantra. Während einer *Puja,* bei der *Arati*[19], *Prasad*[20], *Dhyana,* Gebete, Blumen oder andere Dinge dargebracht werden, müssen ganz besondere, in den *Shastras* festgelegte Mudras der Anbetung praktiziert werden.

Die Geschichte kennt viele berühmt gewordene Erzählungen, zum Beispiel die der vierundachtzig vollendeten Asketen, unter ihnen Matsyendranath, Gorakhnath und viele andere. Auch bei den Nath werden Mudras verwendet, die jedoch ursprünglich nur zur Darstellung nach außen hin gedacht waren.

Aber nicht nur die indischen Asketen, sondern auch tibetische Lamas praktizieren während ihrer Meditationen und Gebete eine große Zahl von Mudras. Die Anhänger des Buddhismus in Japan messen den Mudras ebenfalls große Bedeutung bei und benutzen sie bei ihren Anbetungs- und Verehrungszeremonien. In Indonesien, Bhutan, Malaysia, Sri Lanka, Myanmar und vielen anderen Ländern werden bei *Pujas* oder zur Meditation zahlreiche Mudras praktiziert. In früherer Zeit war China die Hochburg des Buddhismus, und in dieser Zeit war der Gebrauch von Mudras sehr weit verbreitet. Auch in anderen Ländern der Welt werden Mudras praktiziert, wenn auch in geringerem Umfang. In vielen Ländern der Welt gibt es Abbildungen von Gautama Buddha, und auf allen hat er seine Finger zu einer

---

19 *Arati:* Lichtzeremonie, bei der Kampfer verbrannt wird
20 *Prasad:* Speisen, die bei einer Opferzeremonie dargebracht werden

Mudra geformt. Auch die Statuen der 24 Tirthankara des Jainismus, vor allem Bhagwan Mahavira, haben die Finger oft zu einer Mudra aneinandergelegt. In der Jain-Religion ist die Praxis von Mudras während der Anbetung sehr weit verbreitet. Viele religiöse Bücher der Jain, zum Beispiel die *Padmavati Bhairavi Kalpa*, befassen sich mit diesem Thema.

All dies ist einmal mehr Beweis dafür, dass die Mudras sehr kostbare Geschenke sind, die uns von den erleuchtetesten Yoga-Meistern der frühen Zeit gegeben wurden.

Wichtige Aspekte
der Mudra-Wissenschaft im Überblick

- Heilende Mudras basieren auf der Kenntnis des Göttlichen und den fünf Fingern der menschlichen Hand.
- Es gibt zahllose, möglicherweise sogar mehr als tausend verschiedene Mudras.
- Ausführliche Beschreibungen der Mudras sind in einer Reihe von Büchern enthalten, z. B. *Mantra Shastra* (Bücher der Anbetung), *Upasana Shastra* (Bücher der Meditation), *Nritya Shastra* (Bücher über die Tanzkunst) und in Büchern über die Kunst der Bildhauerei.
- Mudras können außergewöhnliche Veränderungen und Verbesserungen im Körper bewirken.
- Mudras sind eine sehr präzise und wichtige yogische Funktion, mit deren Hilfe Sie Ihre innere und äußere Verfassung ganz unterschiedlich entwickeln können.
- Die 24 Silben des Gayatri-Mantras stehen in einer besonderen Beziehung zu den 24 Mudras, die als Gayatri-Mudras bezeichnet werden. Sie haben verschiedene Namen und Haltungen.
- Mudras besitzen eine außergewöhnliche Kraft. Die Mudra-Praxis führt zu einer schnellen und elementaren Umkehrung destruktiver Veränderungen im menschlichen Körper. Sie kann darüber hinaus zur Entwicklung einer freundlichen, gewaltfreien, frommen und höflichen Einstellung gegenüber den Mitmenschen beitragen.
- Alle göttlichen und übermenschlichen Persönlichkeiten wie Guru Nanak Dev Ji, Bhagvan Mahavir oder Lord Shankaracharya haben diese Mudras über lange Zeit praktiziert.
- Manche dieser Mudras können die Elemente im Körper innerhalb von 45 Minuten ausgleichen, und manche Mudras rufen sogar in-

nerhalb weniger Sekunden eine Reaktion im menschlichen Körper hervor.

- Die regelmäßige Praxis ganz bestimmter Mudras kann Schlaflosigkeit und Arthritis heilen und die Gedächtnisfähigkeit stärken.
- Mudras sind eine unabhängige Form des Yoga.
- Die Mudra-Praxis kann Schwerhörigkeit, Herzprobleme und viele andere innere und äußere Schwächen und Krankheiten des menschlichen Körpers heilen, zum Beispiel unheilbare Infektionen oder Bronchitis.
- Mudras gleichen einer yogischen Spritze. Sie können dazu beitragen, den Körper zu reinigen, das Gesicht schöner zu machen, Magenprobleme im Zaum zu halten und den Blutdruck zu normalisieren.
- Mudras erwecken die kosmische Energie und tragen zur Vereinigung mit dem Bewusstsein der *Höchsten Seele* bei.

Heilung und Neugeburt

Aufbruch in eine neue Dimension des Lebens

Barbara Schenkbier / Karl W. ter Horst

Hardcover, 264 Seiten, Grafiken – ISBN 3-936486-57-3

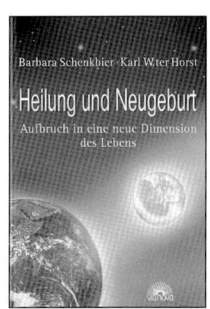

Immer mehr Menschen suchen Auswege aus Einsamkeit und Trauer, Isolation und Sinnkrise. Sie sehnen sich nach Wärme und Licht, einem Aufbruch ins Leben, dem erneute Enttäuschungen und Niederlagen erspart bleiben. Barbara Schenkbier und Karl W. ter Horst geben anregende Impulse für den Aufbruch in eine neue Dimension des Lebens, für die spirituelle Neugeburt des Menschen. Diese Impulse sind begleitet von wegweisenden Ratschlägen für die Heilung von Seele und Körper. Die Autoren schöpfen aus der spirituellen Erfahrung einer neuen Dimension der Heilung und der Geschichte ganzheitlicher Heilverfahren aus dem göttlichen Feld. Die spirituelle Heilung wird ausführlich dargestellt. Mit einer bisher unveröffentlichten evolutions-psychologischen Methode ermöglichen sie dem Leser überraschende Einblicke in die verschlungenen Verläufe seiner eigenen Entwicklung. Alles Mitmenschliche und Kraftspendende, das dabei ans Licht des Bewusstseins dringt, bewerten die Autoren als Quellen von Heilung und Glück.

Yoga für Seele, Geist und Körper

Übungen für 52 Wochen

Gertrud Hirschi

Paperback, 272 Seiten, 580 Abbildungen – ISBN 3-936486-38-7

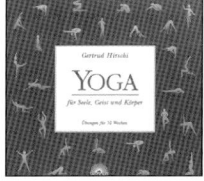

Mit ganzheitlich angelegten Übungsfolgen, verbunden mit positiven Visualisationen und Affirmationen, vermittelt die bekannte Bestseller-Autorin (*„Mudras, Yoga mit dem kleinen Finger"*) die wunderbare Chance, eine neue Haltung dem Leben gegenüber zu finden. Mit diesem reich illustrierten Yoga-Buch können Sie körperliches Wohlbefinden, höhere Leistungsfähigkeit oder einen stressfreien Alltag erreichen, Ihre Spiritualität besser zum Ausdruck bringen, mehr Tiefe in Ihrer Meditation finden, Ihre Lebenskräfte steigern und Ihre Beziehung verbessern. Das Buch ist sowohl für Fortgeschrittene als auch für den Anfänger geeignet, der damit einen Einstieg in den Yoga wagen kann. Die Autorin erklärt die richtige Übungsweise und den begleitenden Atem und gibt Hinweise zur Bewältigung des Alltags. In 52 Wochenthemen werden die verschiedensten Aspekte des Lebens angesprochen. Die Körperübungen – ausgewählt nach dem neuesten Stand medizinischer Erkenntnisse – garantieren Ihnen ein rückengerechtes Üben.

Yoga auf dem Stuhl

Ein Übungsbuch für Beruf und Alltag

Edeltraud Rohnfeld

Hardcover, 184 Seiten – ISBN 3-936486-72-7

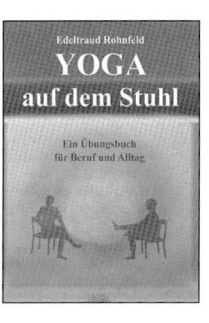

Viele Menschen würden gerne die körperbewussten Entspannungstechniken des Yogas erlernen. Doch aus Zeitmangel, Alters- oder anderen Gründen scheuen sie sich, klassisches Yoga auf der Matte zu erlernen. Genau diese Menschen werden sich durch diese neue Form des Yogas angesprochen fühlen, denn so gut wie jeder kann sie ausführen. Egal, ob sie sich zu dick, zu steif, zu alt oder zu wenig selbstbewusst fühlen, die Übungen in diesem Buch sind so abgewandelt, dass sie selbst von behinderten Menschen im Rollstuhl ausgeführt werden können. Ob im Büro oder zuhause, ob unterwegs im Zug oder im Flugzeug, ob während der Rekonvaleszenz nach schwerer Krankheit oder Unfall, mit dieser Form des Yogas ist der Übende flexibel. Der Effekt ist groß, der Schwierigkeitsgrad niedrig und die Gefahr, sich eine Verletzung zuzuziehen, gering. Alle Übungen werden so ausführlich und anschaulich beschrieben, dass jeder Interessierte sie ohne jede Vorkenntnisse ausführen kann. Zum besseren Verständnis sind den Übungen Illustrationen der Autorin beigefügt.

In kleinen Dingen Gott erfahren

Lebensglück von innen

Wilson van Dusen

Paperback, 264 Seiten – ISBN 3-936486-61-1

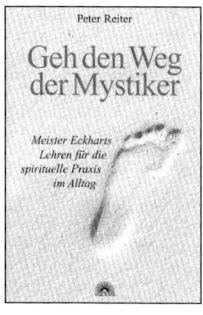

Wilson van Dusen macht in diesem Buch deutlich, dass Gotteserfahrungen weder selten noch schwierig zu erlangen sind. Es ist vielmehr unser menschliches Verständnis, das der Verbesserung bedarf, um die kleinen, oft scheinbar alltäglichen Zeichen zu erkennen, die Gottes Gegenwart offenbaren. Schrittweise wird der Leser in diesem spannenden Buch an Wege zur unmittelbaren Gotteserfahrung herangeführt, indem der Verfasser einfühlsam und humorvoll zugleich verschiedene Aspekte mystischer Erfahrung darstellt und kleinere und größere Veränderungen in der Wahrnehmung und im Verständnis des Gott Suchenden beschreibt, die ihn zum Prozess der Gotteserfahrung hinführen. Dabei beschränkt er sich nicht auf eine bestimmte Religion, sondern erschafft aus verschiedenen Traditionen eine Synthese, die frei von jeglicher Doktrin ist.

Geh den Weg der Mystiker

Meister Eckharts Lehren für die spirituelle Praxis im Alltag

Peter Reiter

Hardcover, 304 Seiten – ISBN 3-936486-37-9

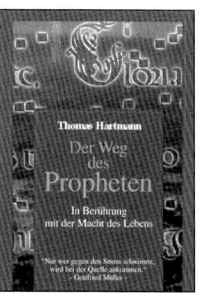

Noch nie war Mystik so spannend, so aufregend! Zeitgemäß, lebendig und alltagsorientiert vermittelt der Meister-Eckhart-Experte Peter Reiter die Lehre des größten deutschen Mystikers – exemplarisch für alle mystischen Traditionen. Die Kraft und Inspirationen der Lehre Meister Eckharts werden hier so vermittelt, dass sie direkt ins Herz des Lesers fließen. Schritt für Schritt begleitet Peter Reiter den Suchenden an den Ort, wohin der alte Meister schon seine Zuhörer führte: zur unmittelbaren Erfahrung des All-Eins-Seins inmitten der Welt, ins Hier und Jetzt! In allen Lebensbereichen kann das Göttliche geahnt, gefühlt und erfahren werden. Der Weg zum Ziel führt mit entsprechenden Übungen über verschiedene Etappen: Mitgefühl mit allem Sein, leben in Gelassenheit, Widerstand aufgeben, die Welt annehmen, Verantwortung übernehmen, Altes bereinigen, Bewerten und Verurteilen sein lassen, mit Trauer und Leid umgehen und die Liebe leben. Die Übungen im Geiste Eckharts stammen aus verschiedenen mystischen Schulen und geistigen Traditionen.

Der Weg des Propheten

In Berührung mit der Macht des Lebens

Thomas Hartmann

Gebunden, 336 Seiten – ISBN 3-928632-71-X

In dieser wunderbaren, aus dem Leben gegriffenen spirituellen Abenteuergeschichte beschreibt Thomas Hartmann die verwickelten Fortschritte eines Pilgers am Rande des Chaos, sozial, politisch, psychologisch und spirituell. Der Leser entdeckt, dass es genau dort ist, wo das Leben am intensivsten erfahren wird und wir der Gegenwart Gottes am vollständigsten gewahr werden und wo sogar unsere einfachsten und geheimsten Aktionen, in einer Art von göttlichem Schmetterlingseffekt, die Welt transformieren können. In den Begegnungen mit dem international bekannten Gründer der in vielen Teilen der Welt entstandenen Salem-Kinderdörfer, Gottfried Müller, hat der Autor all dies erleben können. Hartmann beschreibt dabei seine eigenen, im alltäglichen Leben getesteten praktischen Techniken, wie man zum wahren Leben und der göttlichen Gegenwart erwachen und seine alltäglichen Aktionen mit weltverändernder Kraft aufladen kann. Das ist es, worum es wirklich geht. Dieses Buch zu lesen kann das Leben verändern.

Kraftquelle Lächeln

Ihr Schlüssel zu Gesundheit, Schönheit, Erfolg,
persönlicher Lebensfreude und spirituellem Wachstum

Ursula Rücker-Vennemann

Hardcover, 168 Seiten – ISBN 3-936486-82-4

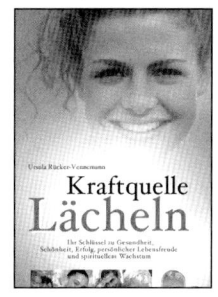

Die Fähigkeit zu lächeln ist uns von der Natur mitgegeben worden. Dieses
Lächeln ist nicht nur eine stärkende Verbindung zwischen zwei Menschen
und hat nicht nur eine unmittelbar positive Wirkung auf den ganzen Körper,
es baut auch Brücken in die spirituelle Welt. Das Buch "Kraftquelle
Lächeln" ist ein praktischer und anschaulicher Ratgeber. Es macht auf
anschauliche Weise deutlich, auf welche Weise sich Lächeln auf den Orga-
nismus und die Funktion der Gehirnzellen auswirkt. Wir können dieses Lächeln deshalb nutzen als
Heilkraft für unsere körperliche, emotionale und geistige Gesundheit; Fitmacher für unsere Gehirnzellen; Jungbrunnen und Schönheitselixier; Brücke des Vertrauens zu anderen Menschen; zur Stär-
kung unserer persönlichen Lebensfreude und als Quelle für spirituelles Wachstum. Deshalb ist das
Lächeln das zentrale Thema dieses Buches. Es werden nicht nur Fakten und Hintergrundinformatio-
nen vermittelt, sondern auch viele ausführliche Meditationsanleitungen zum "inneren Lächeln"
angeboten, die Ihnen helfen, sich diese Kraft bewusst und ihre positiven Wirkungen dauerhaft zu
Eigen zu machen.

Heilung des Körpers durch den Geist

Krankheit als körperlicher Ausdruck psychischer Störungen

Chuck Spezzano / Janie E. Patrick

2. Auflage

Hardcover, 192 Seiten, 3 farbige Poster
ISBN 3-936486-01-8

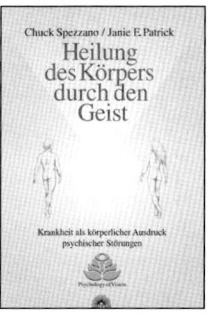

Das Buch geht von der engen Verbindung und Wechselwirkung Körper –
Geist/Seele aus und versteht den Körper als Spiegel der Seele. Wir projizie-
ren unsere inneren Konflikte auf ihn und in ihn und verkörpern sie auf diese Art und Weise. Der Körper antwortet mit Symptomen, die wir als bild-
haften Ausdruck und Sinn-Bild verstehen können, was wir als Konflikte in unserem Innern vor uns selbst verleugnen, verbergen und verdrän-
gen. Diesen Ansatz greifen die Autoren auf. Sie nehmen die körperlichen
Symptome als Signale unseres Inneren, entschlüsseln und lesen sie. Sie nutzen dazu mehrere Ausgangspunkte wie die Funktion des betroffenen Körperteils oder Organs, seine
Bezeichnung, Sprichwörter und Redewendungen usw. und fragen: Was will uns der Körper mit diesem Symptom, mit der Störung gerade an diesem Teil oder Organ sagen? Ist in diesem Punkt Klarheit gewonnen, so ist der Zeitpunkt gekommen, das seelische Problem zu lösen und wieder gesund
zu werden.

Worauf es in Wirklichkeit ankommt

Impulse zur spirituellen Entwicklung

Wulfing von Rohr

Paperback, 224 Seiten – ISBN 3-936486-73-5

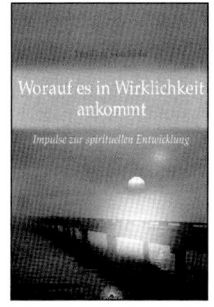

Welche spirituellen Wege sind wann und für wen richtig? Wie lassen sich
Spiritualität und Psychologie, Karma und freier Wille im Alltagsleben ausgleichen? Wie kann der Mensch Liebe und höhere Dimensionen, Harmonie
und die führende Kraft des Heiligen Geistes erfahren? Für diese und ver-
wandte Fragen schlägt der Autor praktische Antworten vor. Persönliche
Erfahrungen aus fast 30 Jahren fließen in dieses Buch ein, das kulturell, spirituell und methodisch offen ist und doch klar Stellung bezieht. Es macht
Mut, sich (wieder) ganz auf das Wunder Leben einzulassen. Die tiefgründi-
ge, dabei leicht verständliche Darstellung des jeweiligen Themas wird mit konkreten Übungsanlei-
tungen und spirituellen Geschichten aus aller Welt verbunden. Geistiges Erwachen und Beziehungs-
fähigkeit, Einstellung zur irdischen Endlichkeit und Erleben der seelischen Ewigkeit bilden besondere Schwerpunkte. Das Buch verzichtet jedoch bewusst darauf, sogenannte Patentrezepte zum
sofortigen Glück oder zur mühelosen Erleuchtung anzubieten.

Wege in die Wirklichkeit

Ein Bewusstseins-Programm

Uma Ulrike Reichelt

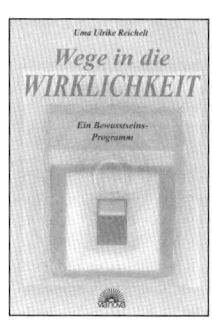

Paperback, 152 Seiten – ISBN 3-936486-67-0

Wege in die Wirklichkeit – heraus aus den Verstrickungen, mitten hinein zu uns und zu dem, was wirklich ist. Aus der Idee, ein Bhagavadgita – Übungsbuch zu schreiben, entstand dieses praktische und übersichtliche Handbuch, welches sich des Heiligen im Alltäglichen sowie der Frage „Und wie setze ich das jetzt konkret um?" annimmt. Was uns daran hindert zu springen und wie wir es dennoch schaffen können, das ist hier erfahrbar – in anregenden Texten, durch gezielte Reflexionsfragen, Übungen und Hilfestellungen von der Sinnes- bis zur Seinsebene. Der Sprung in die Wirklichkeit ist eine Entdeckungsreise des Bewusstseins und des Herzens. Es ist eine Bestärkung, sich selbst zu erkennen, um wirklich zu leben und von der tiefen Sehnsucht heimführen zu lassen. Springen dürfen übrigens alle – immer und immer wieder.

Goldene Äpfel – Spiegelbilder des Lebens

Lehrreiche und humorvolle Geschichten,
Weisheiten und Aphorismen aus aller Welt

Kambiz Poostchi (Hrsg.)

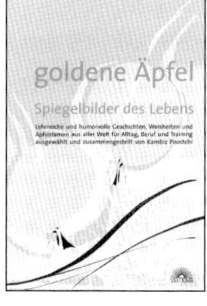

Hardcover, 264 Seiten, 12 ganzseitige Abbildungen – ISBN 3-936486-51-4

Jede Kultur verfügt über einen literarischen Schatz, in dem sich deren Geschichte, Denkungsweise und Mentalität widerspiegeln. Viele Texte, die aus einer mündlichen Tradition in die Schriftlichkeit gesichert wurden, sind oft archetypisch, sprachlich poetisch-prägnant und zeitlos. Kambiz Poostchi versteht sich als Vermittler der Kulturen und hat ein multikulturelles Kompendium geschaffen. Lebensweisheiten verbergen sich darin, sie wollen wie Schätze geborgen und ins eigene Leben integriert werden. Die Lebenshaltung, die sich dahinter verbirgt, ist eine bejahende und dynamische. Wer beruflich gerne mit Lehrgeschichten und Texten arbeitet, kann hier gezielt suchen und wird fündig werden. Wer in seinem persönlichen Leben Denkanstöße liebt, wird in den „Goldenen Äpfeln" viele Spiegelbilder des Lebens finden, die zur Quelle geistiger wie seelischer Kraft werden können. Auch die handverlesenen Grafiken in diesem Buch repräsentieren unterschiedliche Kulturen und Regionen unserer Welt und widerspiegeln die bunte Mannigfaltigkeit der Ausdrucksformen menschlicher Kreativität.

Hundert Wege der Hoffnung

Edition Spirituelle Romane

Robin Rice

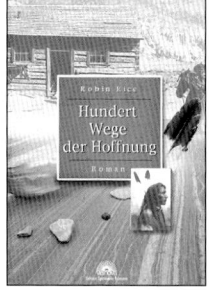

Paperback, 296 Seiten – ISBN 3-936486-71-9

Spirituelle Heiler auf der ganzen Welt haben der Hauptfigur dieses spannenden Romans, Mary, immer wieder gesagt, sie sei „Die Eine", haben ihr jedoch nicht offenbart, worin ihre Aufgabe besteht. So folgt sie scheinbaren Zufällen wie Brosamen, bis sie schließlich im Canyon de Chelly in Arizona zu ihrer Ganzheit und zu ihrem wahren Selbst findet. In dieser lebendig und sehr spannend erzählten Geschichte schickt die Autorin ihre Heldin Mary auf eine Reise, während der sie durch visionäre Erfahrungen und mit der Hilfe eines weisen Lehrers das Reich universeller Wahrheiten betritt. Unterschiedliche spirituelle Traditionen werden zu einem harmonischen Ganzen vereint, und gemeinsam mit Mary entdeckt der Leser, dass es auf dieser Welt weit mehr gibt, als unsere fünf Sinne wahrzunehmen vermögen. Der Roman wurde schon in mehrere Sprachen übersetzt.